ぐっすり眠れる×最高の目覚め×最強のパフォーマンスが

1冊で手に入る

# 熟睡法ベスト101

睡眠専門医
白濱龍太郎

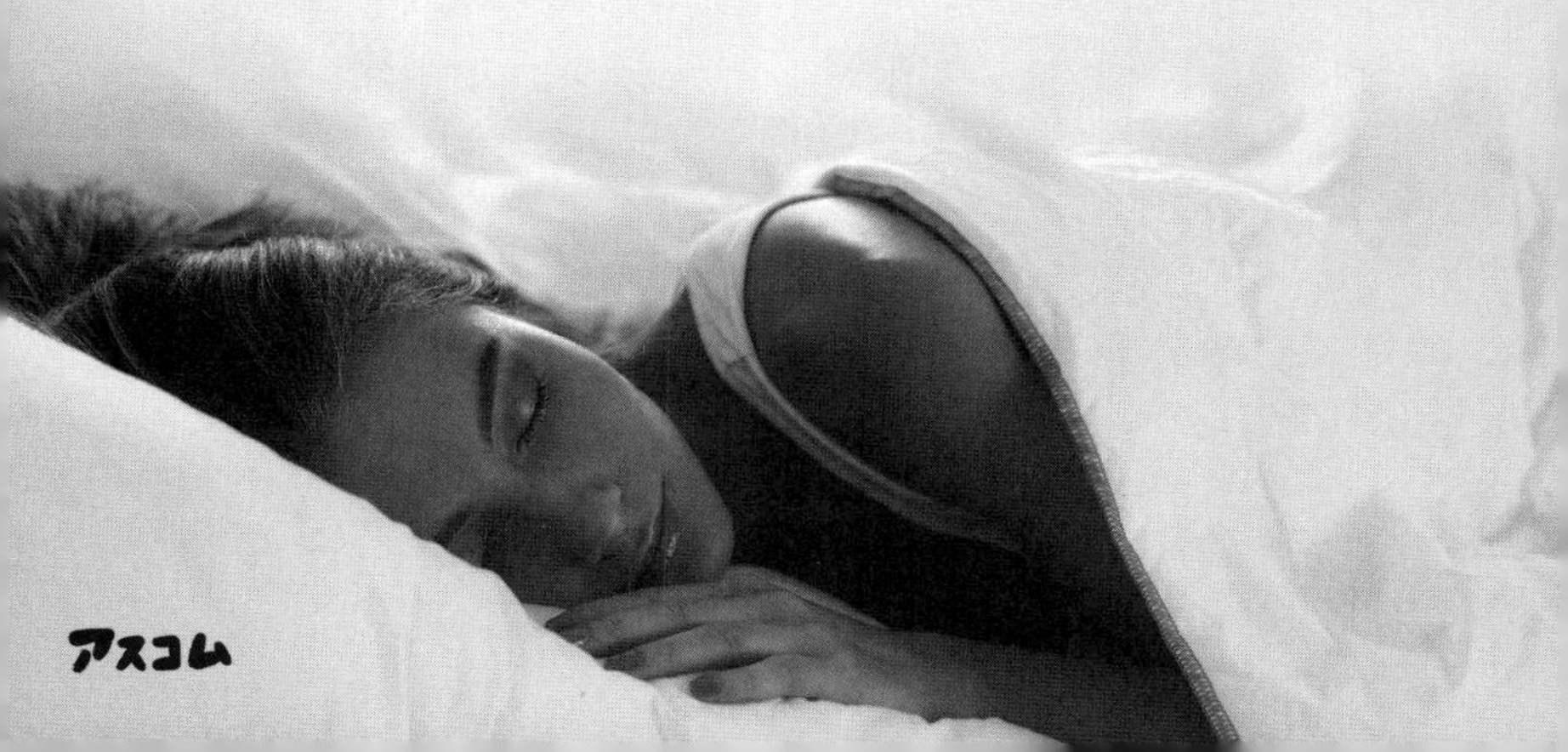

アスコム

みなさんは、

なぜ人は眠らないといけないのか、

説明できますか？

睡眠は、単に身体を休めるだけではありません。記憶の定着、脳のデトックス、免疫力の強化、体機能にさまざまな影響を与えるホルモンの分泌など、生命活動にとって欠かせない役割を担っています。また、ストレス回復、アンチエイジング、ダイエットなどとも密接な関係があります。

睡眠時間は、人生の3分の1をも占めるといわれますが、「覚醒」している時間に対して、どこか余分な時間のように思っている人はいないでしょうか？　若い方のなかには、「寝るのがもったいない」「起きている時間をもっと使いたい」とお考えの人も多いと思います。

実際、多少の睡眠不足でも、頑張れてしまうものです。特に20代、30代の若いうちは、体力があるので、一晩眠れば何とかなります。

しかし、これはとても危険です。きちんと休息を取らずに、走り続けるのと同じ。優れたアスリートほど、運動後のクールダウンに真剣に取り組んでいます。

睡眠不足が続き、知らず知らずに積み重なった心身の疲労は、徐々に身体をむしばみ、30代半ばを過ぎるとさまざまな悪影響を与えます。

それだけではありません。睡眠は、日々の仕事にも大きな影響を与えています。

## 睡眠と日中のパフォーマンスは表裏一体の関係です。

たとえば、睡眠不足は集中力に直結します。仕事の生産性、パフォーマンスも左右するでしょう。

睡眠不足はマイナスの感情を持たらすことも明らかになっています。ちょっとしたことにもイライラし、人間関係の悪化を招くことも。そして、それがストレスとなり、睡眠不足に陥る……。このように負の循環に陥ってしまうのです。

## また、みなさんは「自分の本当の実力」を知らないまま生きているのかもしれません。

今、十分に寝られてない自分が、良質な睡眠を取ったとしたらどうでしょうか？睡眠を後まわしにして、常にパフォーマンスが落ちている状態で仕事をしていては、どんな力が潜んでいるのかわかりません。きちんと寝ていないことは、損をしている、ということを知ってください。

わたしはこれまで、1万人を超える方々に睡眠に関する治療を行ってきました。そのなかで、患者さんから睡眠に関する情報は何が正しいかわからない、といった声を多く聞きました。実際、インターネット上などには間違った俗説が掲載されていることがあります。

本書では、わたしの睡眠専門医としての治療・研究経験、また世界の一流機関の研究論文などを基に、熟睡法に関するベストの101を厳選して紹介します。

絶対に皆さんに知っておいてほしいこと、頻繁に寄せられる質問、間違って逆効果の行動をしがちなことなど、選りすぐりました。

本書では、各シーンにあわせて情報を細分化し、やるべきこと、やってはいけないことを具体的に解説しました。一般には知られていない、みなさんが意外に感じるような話も含まれていると思います。

たとえば、そのひとつとして、「睡眠ファースト」の考え方があります。これは仕事や家事よりも、まずは睡眠時間を決めてしまうというものです。この睡眠ファーストを実現するため、「睡眠ノート」を活用した生活習慣の改善法もお伝えしますので、ぜひトライしてみてください。

どの方法も、実際におこなっていただくと、一定の効果が見込めるものです。ただ、無理にすべてをする必要はありません。みなさんが自分でできることから始めてください。
　なお、睡眠の基礎的な情報はＰＡＲＴ４で解説しています。登場する用語などで、わからないことがあれば、ＰＡＲＴ４を参照してください。

**熟睡は、ビジネスパーソンにとって、自身を強化する「スキル」のひとつといっても過言ではありません。**

　正しい睡眠習慣を身につけ、ぐっすりと眠り、最高に気持ちのいい目覚めを体感し、最強のパフォーマンスを発揮してください。

白濱龍太郎

# 目次

PART 3

# 夜——快眠を導く過ごし方



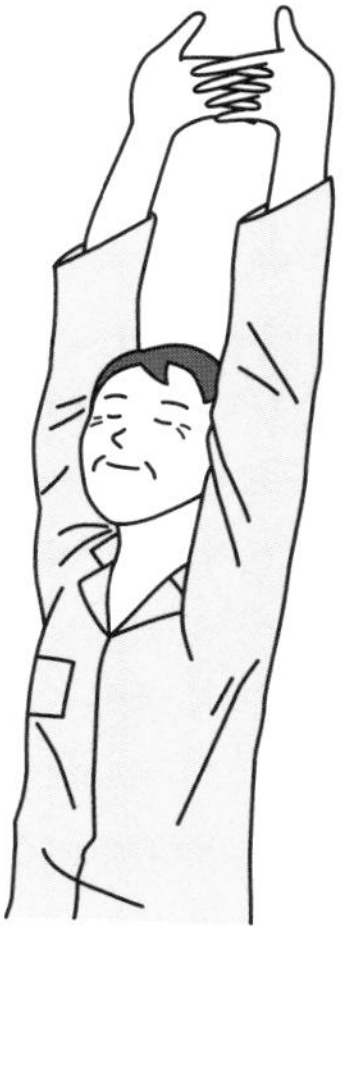

## PART 4 知らないと怖い睡眠の新常識

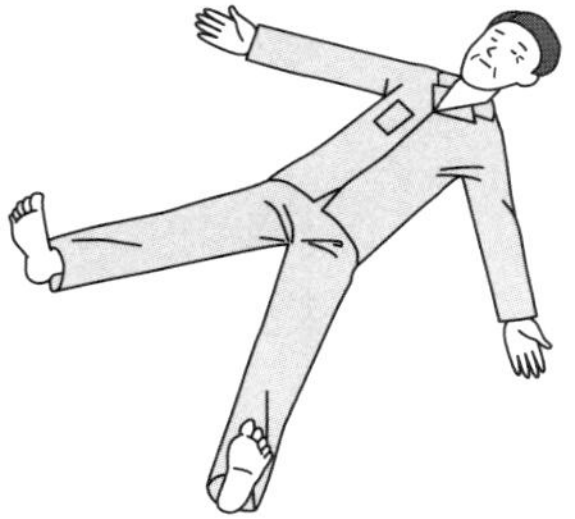

# PART 5 就寝中の悩みの解決策

# PART 6 睡眠ファーストの実現とさらなる睡眠の教え



●本書の情報・データは、原則として2020年10月30日時点のものです。掲載内容に変更が生じた場合は、小社ウェブサイトで訂正情報を公開します。
●本書で掲載する健康法の効果には個人差があります。

PART 1

# 朝——最高の目覚めのために

001

# 太陽光は最強の「覚醒スイッチ」

**朝、眠気を覚ますには、太陽光などの強い光をしっかり浴びるのがなにより重要。**

睡眠から目覚めた直後の人間の身体は、エンジンをかけたばかりの自動車のようなもの。わたしたちの身体では自律神経が働いていますが、エネルギッシュな活動の「アクセル」となる交感神経よりも、リラックスさせて身体の機能を休める「ブレーキ」役の副交感神経のほうが、優位な状態にあります。

では、どうすれば交感神経が優位な状態へとスムーズに切り替わるのでしょう？

**そのために必要なのが、強い光による刺激です。これがシグナルとなって、睡眠ホルモンであるメラトニンの分泌がストップして眠気が弱くなり、交感神経が優位な状態へと移行しやすくなります。**このメカニズムは、目覚まし時計などの音ではなく、外から差し込む太陽の光で起きるもの。これが、目覚めをよくする秘訣です。

日当たりのいい環境ならば、カーテンを開けたままで就寝するといいでしょう。真冬など、それでは寒いという場合には、目覚めたらすぐにカーテンを開けて、部屋の照明もオンにしてしまいましょう。住居環境的に難しいなら、このところ注目を集めている「光で起こしてくれる目覚まし時計」を使うのもいいかもしれません。


朝のうちにしっかり太陽光を浴びることで、体内時計が調整されるというのも重要なポイントです。睡眠時間のズレが生じた場合は、体内時計をしっかりと調整しなければどんどんズレていってしまう。わかりやすくいえば、どんどん夜更かしする方向にズレていってしまうということです。寝起きの悪さを感じている人は、これが原因である場合が少なくありません。

太陽光に直接あたらなくとも、強めの光を見るだけで効果はあります。雨の日や、**テレワークで自宅の外に出ないような日には、起床から4時間以内、午前中のうちに窓から外の景色を眺めてみてください。**これだけで、体内時計が調整されます。

002

# 朝のアラームを邦楽にすると脳が活性化する

朝のアラームは、スマートフォンのタイマー機能を使って、好きな音楽を鳴らすのがおすすめです。その際は洋楽ではなく**「邦楽」を選ぶのがポイント。**脳が日本語の歌詞を無意識下で認識することで、少しずつ覚醒して、スッキリ起きられるはずです。

さらにこだわるならば、ゆったりしたリズムではじまって、そこからだんだんテンポアップしていくような曲がベストでしょう。こういった曲調の音楽を聴くことが、朝のいい目覚めにつながるとの研究報告があります。

逆に、絶対に避けたいのが、爆音が鳴り響くようなアラームです。副交感神経のほうが優位にある状態から段階を踏まずに無理やり目覚めることは、自律神経と体内時計の乱れにつながります。体内のリズムが狂って心身のバランスが崩れた結果、うつ状態に陥る可能性さえ出てくるので、くれぐれも注意してください。

003

# 朝、気持ちよく起きたければ柑橘系の香り

交感神経を刺激して、スッキリした目覚めを促進してくれるのが、いわゆる「柑橘《かんきつ》系」の香りです。なかでも、フレッシュ感のあるレモンやグレープフルーツの香りはとくにおすすめ。

朝食で食べるのもいいですし、アロマディフューザーのタイマー機能を使って、起きる時間に香りを感じられるようにするのもいいでしょう。朝の入浴では、精油をほんの少しだけ湯船に浮かべて香りを楽しむことで、体温の上昇と香りの両面から覚醒をうながすことができます。柑橘系以外だと、ペパーミントやローズマリーの香りにも、交感神経を刺激する効果があるとされます。

いうまでもなく、こういった香りを夜に嗅ぐのは逆効果。質の高い睡眠の妨げとなってしまうので、できるだけ避けましょう。

004

# 「宣言効果」を使えば目覚ましなしでも起きられる

大音量の目覚まし時計でなんとか起床しているという、朝が苦手な人に試していただきたいのが、**心理学で知られる「宣言効果」を用いて起床時刻を頭に覚えさせる方法です。**目標を紙に書き出してみたり、他人に宣言したりすることで自分にプレッシャーをかけ目標達成に導く宣言効果は、仕事や勉強、恋愛などのシーンで広く知られていますが、これを起床にも応用するのです。

就寝前には翌日の起床時刻を家族に告げ、自身でも数回「〇時に起きる」と唱えることで準備はＯＫ。ひとり暮らしの人であれば、ブログやＳＮＳなどで不特定多数に向けて宣言するのもよいでしょう。慣れないうちは起床時刻が想定より前後することもありますが、繰り返し行うことで効果が期待できます。毎日行えば起床に対する自身のモチベーションも上がり、やがて起床時刻の前に目を覚ますことができるようになるでしょう。この方法は、なにより継続して行うことが重要ですので、根気強くトライしてみてください。

ところで、「どうしても遅刻できない！」というときや楽しみにしているイベントがあるときなどは、不思議とスッキリ起床できた経験がある人も多いでしょう。

これは、就寝前に起床時刻を強く認識することで、血圧を高めて起床の準備をするコルチゾールというホルモン物質が分泌されるようになり、スムーズな目覚めにつながるからです。

しかし、脳が準備できていない状態に目覚まし時計で無理やり起床すると、コルチゾールがあわてて分泌されるため脳に負担がかかり、いまいちな目覚めに。

心地よい目覚めのためには、就寝前に起床時間を再確認すること。また、起床1時間前から太陽の光を浴び、脳を刺激（メラトニンの分泌も抑える）する工夫が大事です。夏場などは、カーテンを開けっ放しで、就寝してもよいでしょう。

005

# 朝の胃のムカムカは睡眠よりも逆流性食道炎を疑え

朝、胃がムカムカするとき、食べ過ぎ、飲み過ぎに自覚がある場合はしっかり正しましょう。ただ、**慢性的な症状である場合は「逆流性食道炎」の疑いがあります。**これは、胃液や胃で消化される途中の食物が食道に逆流し、食道が炎症を起こすことで、胸やけ・胸の痛みなどさまざまな症状が生じるものです。悪化すると睡眠時の発作的な吐き気、呑酸、咳などの症状により睡眠障害になることもありますので、注意が必要です。

すぐにできる対策としては、うつ伏せ寝を避けて、あおむ向け寝に変えること。胃への圧迫を防ぎ、逆流しにくい体勢で眠るだけでも効果はあります。

また、睡眠時間をしっかり取ることも症状を抑制します。逆流性食道炎が引き起こす睡眠時の諸症状で寝不足になり、自律神経が乱れ、さらに胃に悪影響を及ぼすという悪循環になりかねません。就寝する3時間前になったらなにも食べないようにしましょう。

起床時の不快感以外にも疑うべき症状が発生した場合は、医師の診断を受けることをおすすめします。重症の逆流性食道炎を患っている場合、食道がんが発生しやすいことも知られており、看過できません。胃内視鏡検査（胃カメラ）を受けることで、症状にあった治療を受けることができます。

逆流性食道炎にかかりやすくなるリスクのひとつとして、喫煙が知られています。愛煙家はタバコを吸っていない人に比べて胃酸の分泌量が多く、食道と胃の境界にある下部食道括約筋《かつやくきん》が緩みがち。加えて喫煙は唾液の分泌量を減少させるため、唾液が食道を保護する作用も低下し、結果的に逆流性食道炎をまねきます。近年の研究では、禁煙すればかなりの確率で症状が改善することもあきらかになっています。

なお、睡眠時無呼吸症候群も逆流性食道炎を引き起こします。いびきなどの症状がある人は要注意です。

006

# 熟睡をもたらす朝食は和食

朝食時、**積極的に摂取したいのは、トリプトファンという栄養素**を含む食材です。トリプトファンは必須アミノ酸のひとつで、体内に入ると自律神経の働きを活性化させ、心のバランスを整える機能を持つセロトニンというホルモンに変わります。そして、日中に体内で分泌されたセロトニンは、夜になると今度は酵素の働きによって、自然な睡眠をうながすホルモンであるメラトニンに変化。この働きで、朝から一定の時間が経過すると、自然と眠気が訪れるメカニズムがあります。

トリプトファンを多く含む食品は、納豆やみそなどの大豆製品や、チーズやヨーグルトといった乳製品、卵、ナッツ類など。トリプトファンはインスリンによって脳へと運ばれるので、糖となってインスリンの分泌をうながす白米もあわせて摂取するのがいいでしょう。セロトニンの合成に不可欠なビタミン$B_6$を多く含んでいるカツオ、マグロ、鮭といった魚を一緒に食べれば文句なしの朝食です。

この食品ラインナップからまず思い浮かぶのが、**焼き鮭、みそ汁、納豆、白米といった典型的な和の朝食メニュー**でしょう。これは、良質な睡眠を取るうえでは理想的といえる内容です。洋の朝食がお好みならば、ベーコンエッグ、ヨーグルト、チーズトーストといったメニューがおすすめです。


ちゃんとした朝食をつくる時間がない人は、インスタントのものでかまいせんので、みそ汁だけでも飲むようにしてください。大豆製品のみそには、トリプトファンがたっぷりと含まれています。あとは、バナナを1本という朝食も意外に悪くありません。トリプトファンの量は少なめですが、ビタミン$B_6$が豊富で、インスリンの効果を高める働きがあるからです。食物繊維も豊富で栄養価も高いすばらしい食品です。

また、規則正しい朝食には、体内時計を調整する効果もあります。朝は太陽光をしっかり浴びて起床して、それから必ず1時間以内に朝食を済ませましょう。

007

# 毎日のヨーグルトが睡眠に効く

**腸内環境を整えてくれるだけでなく、トリプトファンも豊富に含んでいるヨーグルトを、毎日食べる習慣は良質な睡眠につながります。**

脳がつかさどる睡眠と腸内環境になんの関係があるのか？　などと思われるかもしれませんが、このふたつは意外なほど深くかかわっています。

例えば、睡眠ホルモンであるメラトニンは脳の松果体で分泌されますが、その材料となるセロトニンというホルモンのほとんどは、腸内でつくられています。この事実からも無関係ではないとわかってもらえるはずです。

**腸という器官は、「第二の脳」とも呼ばれる独自の神経ネットワークを有しています。**通常の器官は、脳からの指令なしには活動できませんが、腸については話が別。脳からの指令なしに活動できるどころか、腸の状態が脳の機能に影響を及ぼすという

「逆ルート」すら存在します。

つまり、「脳→腸」という一方通行ではなく、両者は密接に関係しているということ。これが、最近注目を集めている、「脳腸相関」と呼ばれるものです。

腸内にある菌には、身体にいい働きをする「善玉菌」と、逆に悪い働きをする「悪玉菌」、どちらにも属さず優勢なほうに加担する「日和見菌」の３種類が存在します。腸内環境をよくするには、当然ながら善玉菌を増やしたほうがいい。それにうってつけなのが、乳酸菌やビフィズス菌といった善玉菌を多く含むヨーグルトです。量の目安としては、１日に２００グラム取れれば十分です。腸内でメラトニンを効率よくつくり出すには、朝と夜に１００グラムずつ食べるのが理想的でしょう。

プレーンヨーグルトの酸っぱさが苦手ならば、ビフィズス菌が好んでエサとするオリゴ糖を少し加えたり、バナナやキウイ、メロンといった甘みのある果物とあわせて食べたりするのがおすすめです。これらは、トリプトファンだけでなくビタミン$B_6$も豊富に含んでおり、ヨーグルトと非常に相性がいい果物の代表格です。

008

# 睡眠の質を向上させる15分ウォーク

朝、活力を高めるために、ぜひやってほしいのが、**近所を散歩するなど、太陽光を浴びながら軽い運動をすること。**それが、自律神経のバランスを整える機能を持つセロトニンの分泌を促進するからです。

セロトニンは、「2500ルクス以上の光を浴びて一定のリズム運動を5分間以上継続すること」によって、分泌されやすくなります。そして、セロトニンは睡眠ホルモンであるメラトニンの原料でもあるので、セロトニンが多く分泌されれば自然とメラトニンも増えて、質の高い眠りを得やすくなる。さらに、体内時計の調節にも役立つなど、早朝から午前中にかけての散歩・ウォーキングはメリットだらけです。

**朝の通勤で1駅分（15分ほど）歩くようにするなど、早い時間のうちに太陽光を浴びる工夫をしたいところ。**日照時間が短くなる冬場は、とくに意識しましょう。

# PART 2

# 昼——日中はこう過ごせ

009

# 正しい昼寝の取り方で脳は劇的に回復する

日中の集中力や能率アップに意外なほど効果的なのが、**15～20分程度の短い昼寝**です。ちょっと意外に感じるかもしれませんが、**コーヒーを飲んでからの昼寝がおすすめ**です。

コーヒーのいい香りには、副交感神経を優位にして、気持ちをリラックスさせる効果があります。それはつまり、催眠作用が期待できるということ。寝不足ならばなおさらスッと眠りに落ちることができるはずです。

一方で、コーヒーに含まれているカフェインには、交感神経を刺激して眠気をなくし、気分をスッキリさせる覚醒効果もあります。香りとは真逆の効果で、コーヒーの効能といえば、こちらを思い浮かべる人のほうが多いでしょう。

コーヒーの香りは嗅いだ瞬間からリラックス効果が出ますが、カフェインを摂取して覚醒効果が出るまでには、およそ20～30分を要します。

つまりそこには、しばしのタイムラグが存在するのです。この時間を昼寝にあてることで、睡眠による休養効果とカフェインの覚醒効果のいいとこ取りができます。昼寝のあとはスッキリと頭が冴えて、仕事や勉強のパフォーマンス向上が実感できることでしょう。

**昼寝の時刻は午後1時前後がベストで、遅くとも午後3時までには済ませてください。**これよりも遅い時間の昼寝だと、夜の熟睡の妨げになってしまって本末転倒だからです。

そして、**20分以上は眠らないように注意が必要。**これ以上に寝てしまうと、眠りが深くなって目覚めが悪くなります。カフェインが効きはじめるタイミングに合わせて起きるのが短時間でもスッキリ目覚められる秘訣です。日頃から睡眠不足を感じている人は、ぜひトライしてみてください。

010

# 午後の眠気対策はランチメニューを見直す

人間には、サーカディアンリズムと呼ばれる体内時計が備わっています（88参照）。しかし、それとは別に**「睡眠圧力」という眠気の強弱のリズムも同時に働いています。**睡眠圧力の波が最初にもっとも強くなり眠くなる時間は起床時間から6〜7時間後。つまり、朝6時に起床した場合であれば、13〜14時ぐらいの時間帯となります。そこから今度は下がりはじめ、次に眠気が強くなるのは深夜の1〜2時くらい。24時間のうち2回の眠気のピークがあり、そのひとつが昼過ぎにあたるわけです。

このことから、昼間に眠くなるのは当然の反応で、眠気がピークに達している時間帯は、脳のパフォーマンスが大きく低下します。寝不足だった場合は、もともと眠くなる状態にあるわけですから、余計に眠くなってしまうでしょう。

もうひとつ、食事をしたあとに眠くなる要因があります。これは、**食事をしたあとに上がる血糖値（食後血糖値）を下げるためにインスリンが分泌されるから。**人間は、インスリンが分泌されると自然と眠くなるのですが、とくに満腹状態のあとはインスリンが大量に分泌されるので強い眠気に襲われます。そして、血糖値が上がったままだと生活習慣病につながる可能性が高まるため、睡眠とは別の意味で注意が必要です。**昼食は炭水化物（糖質）を控えめにして、タンパク質や野菜などの食物繊維を意識して食べるとそれほど強い眠気に襲われません。**

それでも、どうしようもなく眠い……。そんな場合は病気を疑う必要があります。ナルコレプシーという病気は、時間や場所に関係なく、突然強烈な眠気に襲われてしまう過眠症の一種です。過眠症には脳内の神経細胞が覚醒に必要な物質をつくり出せなくなるケースや、なんらかの感染症や事故が影響するケース、遺伝的要因もあり、ＭＲＩなどの検査で発見することは困難とされています。きちんと眠っているのにどうしても昼間に寝落ちしてしまう、ぼんやりしてろれつが回らなくなってしまうなどの場合は、病気の可能性がないわけではありません。

―011―

# テレワークは夜に仕事をしない

**テレワークでも普段通り、日中に仕事をしましょう。**テレワークは、通勤時間を別のこと使えたり、子どもの世話などで仕事を中断できるなど、柔軟なスタイルで仕事ができます。その反面、日中は家庭の用事や周囲の環境に左右されることから、**コアな仕事をするのは夜が深まり、自分の時間が確保できてから行うという人も多いようです。それでは「準夜勤」をしているようなもの。**出勤日とテレワークを複合的に設けているケースなどでは、生活リズムの乱れに直結するため注意が必要です。

対策としては、家族がいる場合はしっかりと話をし、通勤時と変わらぬ時間帯に自宅でコアな仕事ができるよう協力をあおぎましょう。状況的に難しい場合は、近年広がりをみせているコワーキングスペースを利用するなど、**日中に集中して仕事ができる環境を獲得してください。**

―012―

# 踏み台昇降が熟睡に導く

運動不足なら、近所を散歩するなどのウォーキングをしましょう。難しい場合には、屋内で使える子ども用トランポリンで跳ねる程度でもかまいません。可能な範囲で、できるだけ有酸素運動をするように心がけてください。

おすすめは、短時間で効率よく負荷をかけられる「踏み台昇降」。エクササイズの詳しい内容については割愛しますが、要するに段差をリズムよく昇り降りするだけです。高さ20センチほどの安定した台があれば、すぐにでもはじめられます。自宅に階段があるならば、それを活用してもいいでしょう。10分程度を目標にしてください。

こういった有酸素運動は交感神経の刺激にもなるので、朝から昼間にかけての時間帯にやるのがベスト。日中のサイクルにメリハリが出て、メンタル面でもプラスに働きます。仕事などの能率も、意識的に身体を動かしたほうが向上するでしょう。

013

# 眠気覚ましのコーヒーはアイスよりホット

眠気覚ましのコーヒーですが、ホットとアイスでは効果に差があります。カフェインによる**覚醒効果が早く出るのは、ホットコーヒー**のほうです。

カフェインの血中濃度が最大になるまでの時間は、ホットコーヒーのほうが、アイスコーヒーよりも早いんです。これは、ホットコーヒーのほうが、カフェイン含有量が多いのがまずひとつ。そして、冷たい飲み物だと小腸の粘膜にある毛細血管の収縮や胃の運動の低下が起きるため吸収がゆるやかだからです。

ただ、眠気覚ましのコーヒーに頼り過ぎるのは考えもの。アデノシンという睡眠物質の働きをカフェインがブロックすることで眠気を遠ざけるのですが、これは一時的にせき止めているだけだからです。脳は変わらず睡眠を欲している状態なのですから、根本的な解決にはつながりません。

014

# 睡眠に悪いランチは辛いものと熱いもの

昼食は、朝食の4～5時間後に取るのがベスト。朝に食べたものが消化されており、身体に負担もかかりません。食事の間隔は、長過ぎても短過ぎてもよくありません。

午後のエネルギッシュな活動のためにも、昼食では「身体の材料となる栄養素」であるタンパク質を、しっかり摂取したいところ。肉類などの高タンパク食材を取るのにもっとも適しているのは、じつは昼食です。

それとは逆に、昼食には適さないのが、鍋などの熱い汁物や、香辛料を大量に使った辛いもの。熱さや刺激でシャキッと頭が冴えそうなイメージですが、昼間に深部体温を過剰に上げたことで、以降の変動リズムが狂ってしまう可能性があります。いい睡眠のためにも、身体のさまざまなリズムを乱さないように心がけてください。

015

# 睡眠の質を大きく高める3つのアミノ酸

睡眠中は身体の修復再生が行われています。この材料として不可欠なのが⑭で触れたタンパク質です。ここでタンパク質について補足しておきます。タンパク質はセロトニンの材料にもなるのですが、このタンパク質を構成するアミノ酸のなかでも、**睡眠の質を高めるために欠かせないのが3つのアミノ酸**です。

ひとつめは、**トリプトファン**で、セロトニンやメラトニンの原料になる重要なアミノ酸です。トリプトファンは人の体内ではつくれない必須アミノ酸なので、食事から摂取する必要があります。トリプトファンを多く含む食材は、鶏むね肉、牛肉、牛乳、チーズ、卵、バナナ、大豆製品、ナッツなどです。

ふたつめの重要なアミノ酸が**GABA（ギャバ）**です。心身をリラックスさせてくれる作用があり、不眠を改善する効果があります。GABAが多く含まれているのは、玄米、雑穀類、トマト、ブロッコリースプラウト、カカオなどの食材です。

3つめのアミノ酸は**グリシン**です。身体の深部体温を下げる働きがあり、眠りのスイッチをオンにします。グリシンはエビ、カニ、イカなどに多く含まれています。

ちなみに、睡眠と免疫には密接な関係があるわけですが、免疫力を上げるための栄養素として重要なのがビタミンDです。日光を直接浴びることで、人の体内で合成することができます。しかし、あまり日光を浴びないオフィスワークが多い人には不足しがちな栄養素です。ビタミンDは、鮭、サバ、マグロ、イワシなどの魚類やキノコ類にも含まれているので、積極的に摂取して不足分を補いましょう。

さらに、睡眠のリズムを整える栄養素として「ビタミン$B_{12}$」があります。ビタミン$B_{12}$が多く含まれているのは、カキ、シジミ、アサリ、焼きのり、レバー（牛、ブタ、鶏）などです。

PART 3

# 夜――快眠を導く過ごし方

016

# 寝る前の水分補充とスマホは貧眠をもたらす

寝る前の行動として、NG行為はたくさんありますが、ここでは「厳禁」といえるものを優先的に紹介していきます。「貧眠《ひんみん》」とでもいいましょうか、質の悪い睡眠を招く行為です。食事（⑰）、喫煙（㊵）、歯磨き（㉓）など、いくつか別項目で触れていますので、ぜひそちらも参照してください。

まず、**いちばんやってはいけないのは水分をとり過ぎることです。** 理由はいたってシンプルで、トイレが近くなるからです。せっかく気持ち良く眠っているのに、尿意に起こされてしまうのはもったいない。とくに頻尿の自覚のある高齢の人は注意しましょう。寝る直前の水分摂取は、確実に安眠を妨げます。一時期、「寝る前にコップ一杯の水を飲むと健康にいい」ということがメディアで紹介されましたが、睡眠専門医からすると、推奨できる行為ではありません。寝る前に水を飲むのではなく、夕食時に水分をとり、眠る前にトイレに行って用を足すのが正解です。

水分のなかでも、**極力控えたいのはお酒です。**「寝酒」という言葉があるように、寝つきを良くするためにお酒を飲む人は多いのですが、できることならやめましょう。確かに身体はリラックスして眠りやすくなるかもしれません。しかし、はるかにマイナス要素のほうが多いのです。アルコール（とくにビール）には利尿作用がありますので、よりいっそうトイレが近くなります。また、睡眠中にアルコールが分解されることによって交感神経が優位になり、身体も脳も休息しづらくなります。さらに、首回りや気道周辺の筋肉の弛緩をうながし、いびきの原因をつくります。

ブルーライトの弊害も忘れるわけにはいきません。寝る前にスマホやテレビなどを見ると、**画面から発せられるブルーライトが脳の松果体《しょうかたい》という部位を刺激し、睡眠ホルモンのひとつのメラトニンの分泌を抑えます。**これが体内時計を狂わせ、「眠りたくても眠れない状態」をつくってしまうのです。**やってしまいがちな「寝る前スマホ」は絶対禁止。**肝に銘じておきましょう。

# 017

# 「寝酒が熟睡にいい」は嘘
# 飲むなら夕食とともに

夜にはやはり、良質な睡眠につながる食事をとりたいところ。トリプトファンやGABAを豊富に含むのと同時に、「交感神経をできるだけ刺激しないメニュー」であるのが望ましいです。副交感神経が優位なリラックス状態を乱さず保つのが、いい睡眠を呼び込む秘訣です。

そういった観点から避けたいのが、「消化の悪いもの全般」です。油っこい料理や固いものを食べると、交感神経が刺激されてしまいます。そして、消化を終えて胃腸が休めるようになるまでにも時間を要します。夕食ではハム、ソーセージ、ステーキといった肉類をつい食べたくなりますが、睡眠にとっては大きなマイナスです。

逆に、昼食ではNGだったお鍋は、夕食にはかなり適しています。しっかり火が通っているので消化もよく、深部体温がいったん上がることで、就寝時には眠気がスムーズに訪れます。良質な睡眠につながる具材が多いのも好印象ですね。

そして、夕食とは切っても切れない関係にあるお酒について。仕事終わりの晩酌が欠かせないという人も少なくないのではないでしょうか。⑯で、寝酒はNGとお伝えしました。ただ、夕食の時間帯であるならば、お酒を楽しんでも問題はないでしょう。

あとは、夕食に限ったことではありませんが、目の疲れを癒してくれる食材を使ったメニューもおすすめです。ナスや黒ごまを使った料理で、眼精疲労に効果的なアントシアニンを摂取。ビタミンAが豊富なニンジンや卵、ビタミンB群が多いアサリやシジミを使ったメニューも食べれば、睡眠とのダブル効果でスッキリ快適になることでしょう。

018

# 22時以降のドカ食い＆即寝は寿命を縮める

夕食を摂る時間帯は、仕事や人間関係によって生活リズムが変わってきますので、一概に就寝の何時間前がベストとは断言できませんが、「早過ぎず遅過ぎずが望ましい」ことだけはハッキリといえます。あまりに早いと、いざ寝ようとするときにお腹が空いてしまい、空腹感に意識が向いてなかなか寝つけなくなるのは、なんとなく想像できるでしょう。逆に遅過ぎると（とくに寝る直前だと）、これから説明するさまざまなマイナス要素を抱え込むことになってしまいます。

**寝る前に食事をすると、睡眠の質の低下をもたらします。人がものを食べると血糖値が上がり、それを正常値に戻すためにインスリンが分泌されるのですが、身体が寝ている状態だとそれが働き過ぎて、交感神経を刺激してしまうのです。**交感神経が優位になると浅い眠りになります。寝る前の食事は、その量にかかわらず睡眠の邪魔をします。

肥満の大敵という側面を持っている点も見逃せません。食事をしてすぐに眠りにつくと、身体に摂り込まれたエネルギーが完全に消費されないまま、中性脂肪として体内に溜め込まれてしまいます。**寝る前の食事は睡眠障害と肥満のダブルパンチを受ける可能性があり、それがさまざまな健康リスクを高めていくことになるのです。**

なかでも最悪なのは、夜中に食事をしてすぐに寝ること。深夜帯には、脂肪蓄積作用のあるＢＭＡＬ１（ビーマルワン）というたんぱく質が多く分泌されるからです。大げさではなく、深夜のドカ食いからの即寝は寿命を縮める行為なのです。そこにアルコールが加わったら、さらに健康リスクは高まります。なるべく22時以降は、そうした行為は避けるようにしてください。

019

# 熟睡を呼ぶ最高の風呂の入り方

人の身体は、深部体温が下がると、眠気が起こるという特徴を持っています。これは見方を変えると、「就寝時刻に合わせて深部体温を意図的に下げるように調整すれば眠りやすくなる」ということです。それを実践する方法を紹介しましょう。

もっとも効果的なのは、**「この時間には寝たい」と思っているときから逆算して、1時間半から2時間前に入浴することです。**この場合の入浴は、身体を洗ってキレイにすることではなく、湯船に浸かって身体を温めることを意味します。入浴によって深部体温をピークに引き上げて、お風呂からあがったあと熱が下がっていく過程で眠気を誘うようにコントロールしていくのです。そのジャストのタイミングが1時間半から2時間後。その時間に予定通りに寝る態勢を整えてふとんに入れば、心地良い眠気が訪れることでしょう。

熱々のお湯に短時間浸かるよりも、**ぬるめのお湯にゆっくり浸かるのがおすすめ。どんなに忙しくても、最低10分は入浴時間を取るようにしてください。**入浴時間がどうしても長くできない人は、発泡性の入浴剤を入れることにより、効率よく深部体温上昇をうながせます。

夏場などは、汗だくで帰宅し、夕食の前にお風呂を済ませてしまうケースもあると思いますが、そんなときは深部体温を上げるための二度目の入浴に臨む手もありでしょう。例えば18時に帰宅し、すぐにお風呂に入って夕飯を食べたとしても、0時に寝ようと思っていたら22時過ぎに再び入浴するのです。

また最近では、サウナを効果的に利用すると、短時間で深睡眠を得られることに加え、日中の眠気も防止してくれるという研究結果も発表されています。医学的なメカニズムはまだ判然としていないものの、サウナに入ることによって約75%の人に睡眠の改善効果が見られたそうです。

—020—

# シャワーで深部体温を温めるとぐっすり眠れる

前項（⑲）で述べたように、就寝1時間半から2時間前の入浴により、深部体温を意図的に上げることは眠気誘発に効果的ですが、どうしても時間が取れない人、心身とも疲れて湯船に浸かるのが億劫な人、そもそも湯船に浸かるのが苦手な人、ケガや健康面の理由により入浴できない人、住んでいる家の設備的に入浴するのが難しい人は、もちろんシャワーで代用してもかまいません。

**シャワーヘッドを固定し、首の後ろに少し熱めのお湯を10分程度あて続けると、深部体温の上昇をうながせる可能性があります。**首の後ろには太い動脈など多くの血管が集まっているため、お湯をあてることによって血行が良くなるのです。その際、**首の横にあるくぼみを親指で上下にやさしくマッサージしてあげると、首の筋肉をほぐして身体をリラックスさせてくれるので、より効果的です。**

021

# 寝るときはコーヒーの香りを活用する

良質な睡眠を得るためにも、眠る前にしっかりリラックスして、副交感神経を優位な状態にしておきたいところです。高い効果が期待できるものとして、**ラベンダーの香り**があります。

そのすばらしい催眠効果から、不眠症の治療にも使われているほど。その効能については、世界各国でさまざまな研究が進められています。日本でも近年、大学生を対象とした脳波実験によって「ラベンダーの香りをつけたふとんで眠ると、通常に比べて深い睡眠にある時間が長くなる」との報告がありました。

また、近年の研究では、**コーヒー豆の香り**が睡眠にいい効果を与えることがあきらかになりました。飲むとカフェインの作用が働き睡眠に支障をきたしますが、コーヒー豆の香り自体はいいようです。

022

# 眼精疲労には蒸しタオルが効く

目の疲れから起こる眼精疲労は、正常な睡眠を妨げる要因のひとつですが、これは眼球そのものが疲労しているわけではありません。目を動かす筋肉が疲れることで、その筋肉の血行が悪くなることから生じているのです。目がしょぼしょぼしたり、頭痛や肩こりなどの症状が出ます。

**眼精疲労は、自律神経の働きにも影響を及ぼします。**眼精疲労になると目のまわりの筋肉だけでなく、顔や首の筋肉も緊張を強いられます。そうなると脳への血流が減ることになり、血流が減った脳はストレスを感じ、交感神経が優位になってしまうからです。

快適に眠りにつくことができるようにするためには、なんといっても就寝前に目を疲労させないことに尽きます。就寝前にスマホの小さな画面でゲームをすることは避けましょう。もちろん、パソコンでの長時間のネットショッピングなどもよくありません。

ただ、仕事の都合上、家で仕事を片づけてから就寝することもあるかもしれません。そんなとき、目の疲れを取るのに手軽な方法があります。それは、**蒸しタオルで目を温めること。**

蒸しタオルのつくり方は簡単です。濡れたタオルをよく絞り、くるくると巻き、電子レンジを５００ｗにして１分温めるだけ。温度の目安は、ほんのり温かく「気持ちいいなあ」と感じる程度です。もし、「熱い」と感じるようなら、タオルを開いて少し冷ましてから使ってください。温めた蒸しタオルを目の上にのせて、10分ほどそのままにします。

蒸しタオルの効果によって、目の周辺が温まり血行がよくなることを実感できるでしょう。緊張もほぐれてリラックスできるため、睡眠に大切な副交感神経が優位に働くようになります。

# 023

# 寝る直前に歯を磨いてはいけない

就寝する準備をすべて整え、最後に歯磨きをしてからふとんに入る習慣が身に付いている人は多いのではないでしょうか。

しかし、できれば今晩からはその習慣を見直してください。なぜなら、**就寝前の歯磨きは良質な睡眠を妨げる危険性をはらんでいるからです。歯茎が刺激されるとメラトニンの分泌量が減るといわれています。**眠りやすくなるためにはメラトニンの働きが不可欠ですが、寝る直前に歯磨きをすると、自らその効果を抑制することになってしまうのです。

しかし、衛生的な観点から、またはリフレッシュ感を求めるという意味においても、歯磨きをせずに寝るというのは受け入れがたいところ。口の中がモヤモヤ、ネバネバした状態で寝たくないというのはわたしも同じです。重要なのは、その日の最後の食事から寝るまでのあいだのどのタイミングで歯磨きをするかです。**理想は、就寝1時間前。衛生面の問題はクリアできますし、不快感を抑えることができます。**

それでも口の中が気になるようであれば、水でうがいをしましょう。

一方、寝る前ではなく、ランチ後の歯磨きは午後もバリバリ働く方にとっては効果的といえます。昼下がりにやってくる猛烈な睡魔を少しでも遠ざけたいのであれば、ランチのあとに歯磨きをする習慣を身につけるといいでしょう。

024

# 靴下をはいて寝ると、熟睡に逆効果

冷え症に悩んでいる人は、世の中にたくさんいます。とくに女性は男性よりも筋肉量が少なく、それにともない体内でつくられる熱量も少なくなるため、体温が低くなりがちです。「ふとんに入っても手足の先が冷えてしまって、なかなか寝つくことができない」というお悩みは、頻繁にわたしの耳にも届きます。

人が眠りにつくとき、手足から熱が発散されて深部体温が下がり、それによって眠気が増長されるのですが、冷え症の人は血行が悪いために効率良く熱が発散されません。加えて、深部体温の上下動の幅も小さく、そもそも眠気が訪れにくい傾向にあります。

そこで、よく聞くのが、靴下をはいて寝るという対処法。ほかには、電気毛布をつけっぱなしにしたり、湯たんぽを足に挟んだりといった直接的に手足をあたためる工夫も多く見受けられます。

では、これらの方法は正しいでしょうか？　良質な睡眠につながるでしょうか？

**残念ながら答えは「ノー」です。冷えた手足をあたためることによって、確かに寝つきは良くなるのですが、その代わりに体内の熱がうまく放出されなくなるため、深睡眠に達しづらくなってしまうのです。**いかにスムーズに寝入ることができても、眠り自体が浅くなってしまったら意味がありません。

ふとんに入る前に靴下は脱ぐ。電気毛布や湯たんぽは、ウトウトしてきたらスイッチを切る、あるいはふとんの外に出すことです。

このように、外部から手足をあたためようとするのではなく、身体の内部をあたため、血行を良くすることのほうが重要。ぬるめのお風呂にゆっくり入ったり、ショウガやトウガラシなどが使われた身体がポカポカする料理を食べたり、血の巡りが良くなるサプリメントを飲んだりということを実践したほうが、はるかに効果的です。

025

# 熟睡できる枕はこう選ぶ

旅行先や出張先の旅館やホテルでは、あまり眠れないという人の話をよく聞きます。理由はおもにふたつ考えられ、ひとつは**環境の変化による神経のたかぶり**、もうひとつは**枕の形状の不適合**です。とくに後者は、ご自身にピッタリ合っている枕を自宅で使用しているケースでよく起こります。その際は、いつもの角度や高さにできるだけ近づけるように、タオル等で調整してみてください。

なかには、旅先だけでなく自宅の枕もしっくりこないという人もいるでしょう。合わない枕を使い続けていると、首回りや肩回りの血行が悪くなってコリが出たり、気道が圧迫されていびきをかきやすくなったりします。その人に合った枕を使用することは快適な睡眠を得るためには不可欠ですので、合っていないという実感のある方は、すみやかに理想的な枕選びに着手しましょう。

## 理想的な枕選びのポイント

・枕に頭を乗せたとき、首の骨から肩にかけてS字型のカーブを自然に維持できる形状のものがベター（寝ているときも、立っているときと同じ姿勢になることが理想的）

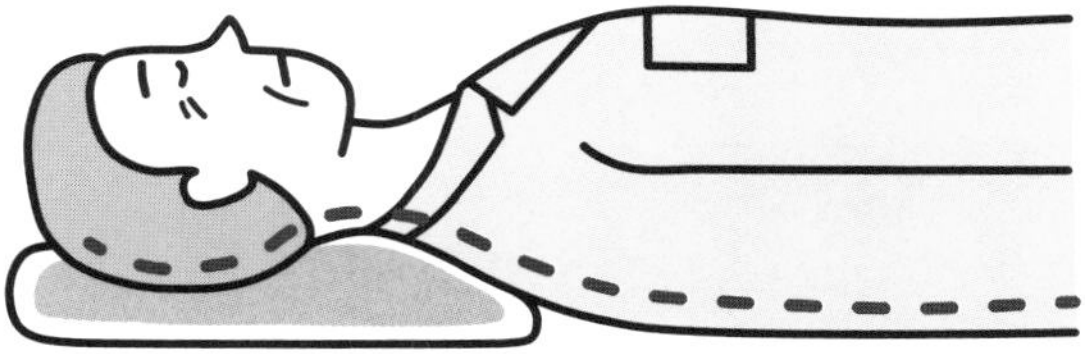

・枕の素材（そばがら、羽根、ビーズ、低反発ウレタンフォームなど）は好みを優先して構わないが、頭が沈み込んでしまうようなやわらかいものよりも、ある程度弾力性のあるものがおすすめ
・寝返りを打ったときに頭が枕から落ちないように、横幅は頭3つ分くらいあるものを
・判断に迷ったときは寝具の専門店へ。オーダーメイドで枕をつくることも可能

026

# Tシャツとジャージで寝るのはNG

Tシャツやジャージは動きやすく制約の少ない衣服として重宝しますから、気軽に着用できる部屋着として使っている人もいるはずです。さらに、その部屋着のまま就寝する人も少なくないようです。しかし、就寝時の着衣としては理想的ではありません。

理想的な就寝用の衣服は、「眠るための衣服」としてしっかりとつくられたパジャマです。ただし、次のポイントを満たしていることがベストです。

**【吸湿性】**

人は就寝中に発汗することで体温を調整しているため、寝ているあいだは、かなり汗をかきやすい状態にあります。眠っているときに汗でベトベトすると、快適な睡眠には結びつきません。そのため、着衣の吸湿性は大きなポイントになります。夏場でも長袖長ズボンのパジャマを着たほうが、汗を十分に吸ってくれるので快適な睡眠につながります。

**【伸縮性】**

人は、就寝中に何度も寝返りを打ちます。寝返りのしやすさと良質な睡眠には深い関係があるので、着衣の伸縮性も重要になります。ジャージやスウェットで身体にフィットしたものや厚手のものは、伸縮性が少なく寝返りが打ちにくいのでねまきには不向き。吸湿性も合わせて考えると、素材は綿をメインにポリウレタンなどを加えたパジャマが理想的です。また、ワンサイズ大きめのサイズを選べば寝返りがしやすくなります。

**【保温性】**

冬場はとくに、体温を逃がさないことも気をつけたいところです。素材で選ぶなら、保温効果の高いシルク素材のパジャマがいいでしょう。

027

# スムーズに「入眠スイッチ」を入れる方法

自然と寝つくには、日中の過ごし方も重要ですが、寝る1時間半〜2時間前に、入浴することで深部体温をコントロールするのが有効です（⑲参照）。

それに加えて、**自分自身に就寝をうながす「入眠スイッチ」を入れる習慣をつける**のもいいでしょう。例えば、パジャマに着替える、落ち着きのある音楽を流すなどなんでも構いません。部屋の明かりを暗くして自分なりの入眠儀式を行い、「これから寝るぞ！」というスイッチを入れてください。この時スマホはNGです。

ちなみに、子どもを寝かしつける場合も同じ方法でできます。入眠スイッチを脳に定着させるのです。「就寝の時間がきたら、ふとんにつれていき、少しお話を聞かせて暗くする」。こうした一連の流れをパターン化して、繰り返します。すると、子どもの脳が自然と寝る時間だと記憶し、スムーズに寝てくれるようになるでしょう。

028

# エアコンはつけっぱなしが正解

かつて夏場に寝る際は、エアコンが途中で切れるようにタイマーを設定したり、最初からエアコンを使わずに扇風機を回したりするのが常識でした。しかし、地球温暖化が進み、熱帯化に歯止めがかからなくなった今の日本では、**エアコンをつけっぱなしにして寝ることがあたりまえになりつつあります。**どんなにエアコンが嫌いでも、電気代を節約したくても、熱中症にならずに快適に眠ることを優先してください。真夏にエアコンを切るのは、それこそ自殺行為に近いといっていいでしょう。

**設定温度は日中より1度上げることを推奨します。理由は、睡眠時は深部体温が日中よりも1度ほど下がるからです。**また、女性のほうが温度変化に敏感ですので、寒いと感じたらさらに1度ほど上げるようにしましょう。

冬場は18度前後にして、つけっぱなしでよいでしょう。

029

# マットは、体重で最適な硬さが違う

就寝中は身体の全体重をベッドマットや敷きぶとんが支えます。ですから、睡眠の質を大きく左右するのは、ベッドマットや敷きぶとんになります。自分に合わないものを選んでしまうと、腰痛や肩こりの原因になりかねません。

就寝時の理想は、自然に美しく立っているときと同じような姿勢です。人は後頭部から首・胸にかけてと、胸から腰にかけて背骨がふたつのS字カーブを描いています。立った姿勢のときは腰のS字カーブの曲がり幅は4～6センチ程度ですが、寝た姿勢の場合は曲がり幅を2～3センチ程度にすると身体への負担がもっとも少なくなります。**ベッドマットや敷き布団を選ぶときは、背骨の曲がり幅が2～3センチ程度に保てるものを選びましょう。**

ベッドマットや敷きぶとんが柔らか過ぎると、腰や胸が沈み過ぎてしまい背骨のS字カーブの曲がり幅が大きくなって眠りにくくなります。逆に硬過ぎると、接触する部分に痛みを感じたり血流が妨げられたりして、入眠しにくくなります。

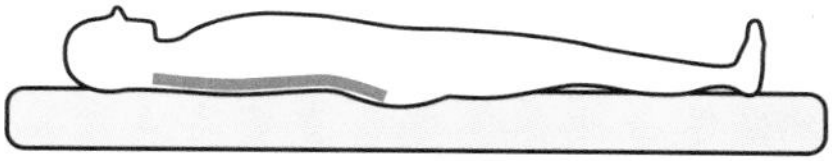

### ○ 適度な硬さの場合

寝てみると全身の力がスーッと抜ける感覚があります。背中から腰にかけてピッタリとフィットし、腰に違和感がないことが理想です。

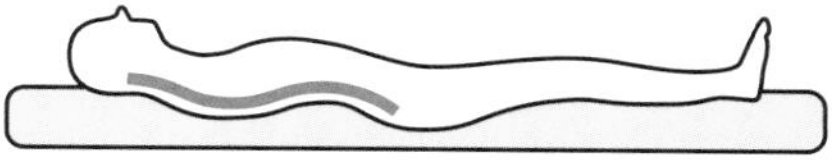

### × 柔らか過ぎる場合

寝たときに、包み込まれるような感じでリラックスできる場合は柔らか過ぎ。背骨が曲がり過ぎて腰痛の原因になることもあります。

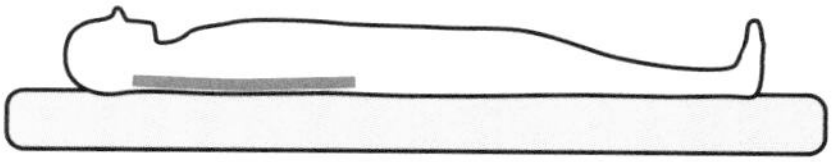

### × 硬過ぎる場合

身体がスッと伸びて姿勢がよくなるような感じがする場合は硬過ぎ。寝心地が悪くなります。

030

# 寝る部屋にはテレビは置かない

ワンルームの場合は難しいですが、別に寝室を用意できる場合は、テレビ、パソコンなどを置かないことをおすすめします。もちろん、寝る際はスマホも見ないようにすべきでしょう。パソコンやスマホのブルーライトは脳に強い刺激を与えるため、眠りにくくなるからです。眠る1時間前には、使用を止めてください。

また、とくに冬は、窓際は寒く結露で湿気がたまりやすい場所なので、ベッドやふとんは窓から10センチ程度は離してください。ルームライトは、蛍光灯よりも暖色系の柔らかな光が寝る環境としては適しています。シティホテルをイメージしたフットライトを使用してもよいでしょう。カーテンは遮光カーテンがおすすめ。ただし、起床したとき目に光が入ることで脳が活動しはじめますから、足元だけレースのカーテ

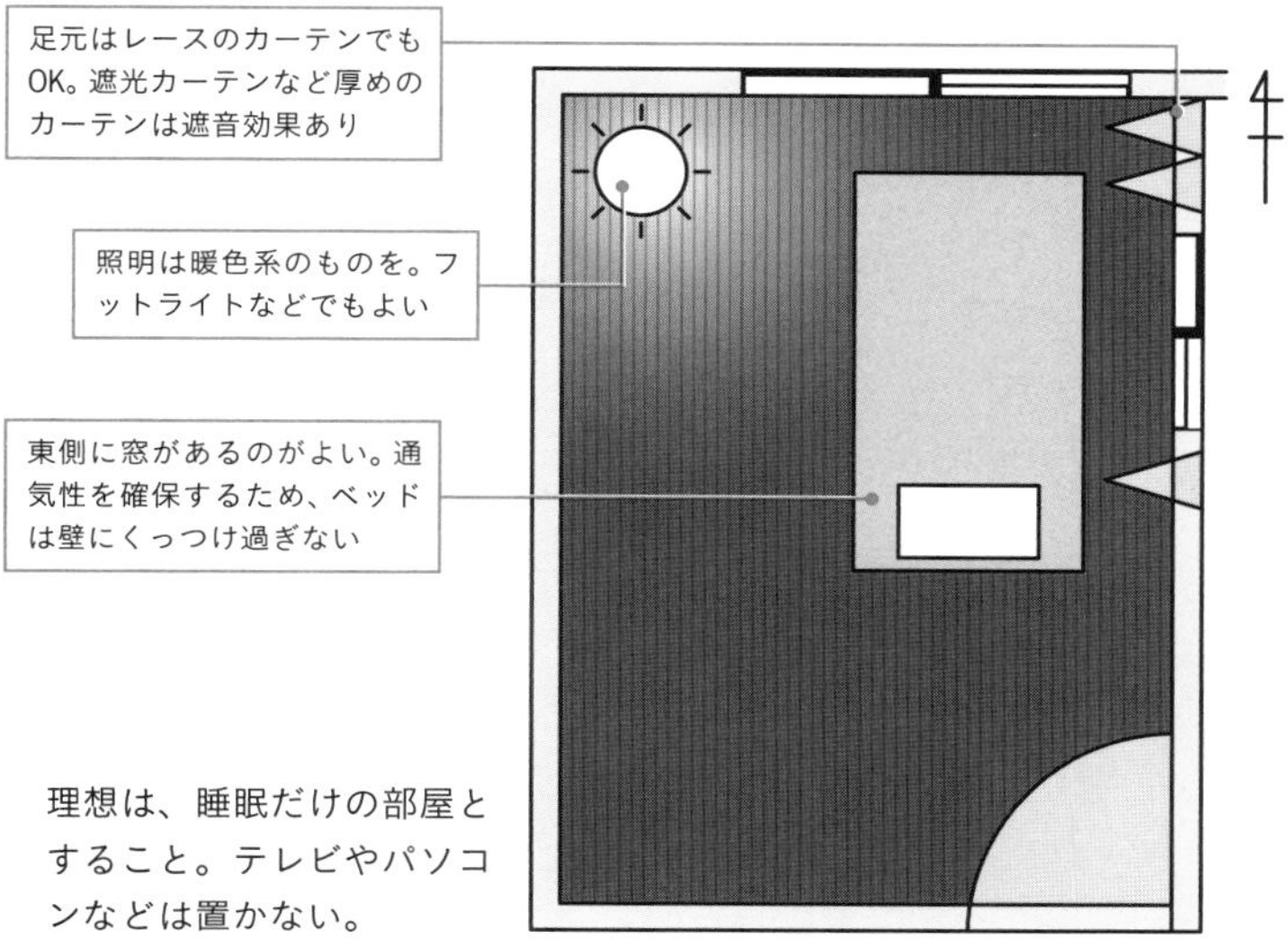
足元はレースのカーテンでもOK。遮光カーテンなど厚めのカーテンは遮音効果あり
照明は暖色系のものを。フットライトなどでもよい
東側に窓があるのがよい。通気性を確保するため、ベッドは壁にくっつけ過ぎない
理想は、睡眠だけの部屋とすること。テレビやパソコンなどは置かない。

ンにするというのもよいでしょう。また、朝日が入りやすい東向きに窓がある寝室が適しています。

眠るときは、音も気になるものです。一般的に閑静な住宅街程度の静けさに相当する40デシベル以下が最適です。外の音がうるさいならば、厚めのカーテンとレースカーテンの二重掛けをすれば、多少の防音効果はあるでしょう。

室温は、夏なら25度前後、冬は18度前後で暑過ぎず寒過ぎない程度が理想です。湿度は50～60％が最適とされていますから、乾燥していると感じたら加湿器を使い調整しましょう。

031

# 洋室にふとんは直敷きしない

近年の住宅は和室が少なくなったため、ふとんよりもベッドの使用率が高くなりつつあるようです。また、高齢者の場合は、座る高さで寝起きのしやすいベッドのほうが好まれます。

**メリット・デメリットはそれぞれ。**ふとんは干して湿気を除くことができ、たためば部屋にスペースができますが、敷きっぱなしになる可能性も。一方のベッドは移動できません。マットレス一体型だと干すこともできず、湿気がこもりがちです。

ふとん、ベッドともに、値段が高いほど寝心地がよくなることはいうまでもないでしょう。**そこで大切なのは、クッション性。ふとんも洋室に直敷きすると、フロアがゴツゴツとして寝心地が悪くなります。その場合はマットレスなどでクッション性を**高めると、快適な眠りが得られるはずです。

032

# 出張で早出でも、普段通りの時間に寝る

出張で、翌朝はいつもより早く起きる必要があるときは、前夜に早めに床につき、きちんと睡眠時間を確保したいと思うことでしょう。しかし、普段より早く寝るというのはなかなか困難なものです。では、早朝出張の前夜はどうすべきか？

結論からいえば、「いつもどおりに寝て睡眠時間を削る」です。睡眠時間こそ少し削られてしまいますが、睡眠の質は確保できています。確保できなかった睡眠時間は、翌日の睡眠時間を増やすなどして確保するといいでしょう。

どうしても早く寝りたいなら、いつものルーティンを前倒しします。ただ、1日で楽に前倒しできるのは1時間といわれています。1時間早くお風呂に入り、深部体温を引き上げるようにしましょう。

033

# ぐっすり寝るには「大の字」姿勢

深部体温を下げると眠気が生じることや、意図的に深部体温を調整する工夫が睡眠の質の向上につながることは、すでにお伝えしたとおりです。よって、睡眠時もそれを意識した姿勢を取ることが大切です。**具体的には、「あおむけの大の字」がベスト。身体が圧迫されないため血行が良くなり、手足の先から熱をスムーズに放出し、深部体温を下げてくれます。**広い面で身体を支えて手足を上下左右に広げているので、身体に熱がこもりにくいのです。眠っているときは姿勢にまで意識が及びませんが、眠る態勢に入った瞬間は、できるだけこの姿勢を心がけてください。

ただし、**いびきをかきやすい人、睡眠時無呼吸症候群の人やその兆候が見られる人は例外です。あおむけだと気道が狭くなりやすいので、横向きに寝るほうが向いています。**なにより、呼吸が楽になる姿勢を取ることを意識しましょう。

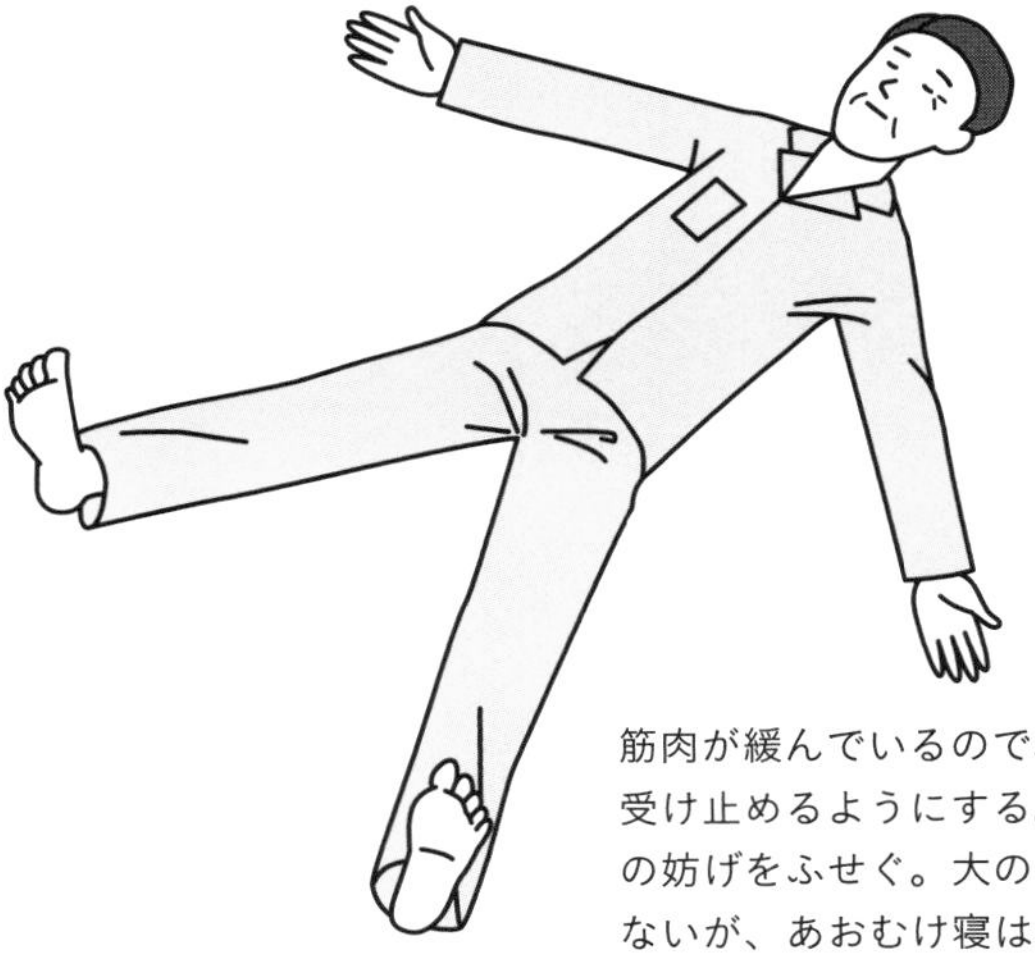

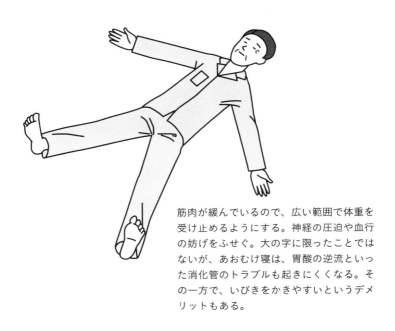

筋肉が緩んでいるので、広い範囲で体重を受け止めるようにする。神経の圧迫や血行の妨げをふせぐ。大の字に限ったことではないが、あおむけ寝は、胃酸の逆流といった消化管のトラブルも起きにくくなる。その一方で、いびきをかきやすいというデメリットもある。

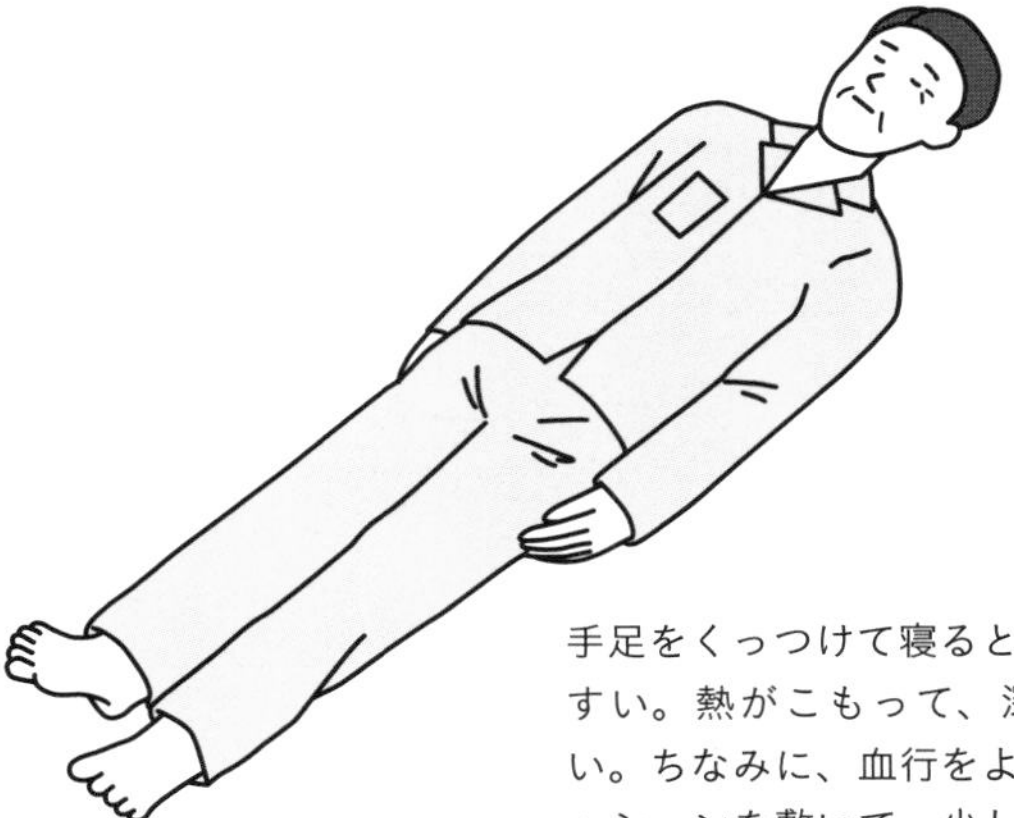

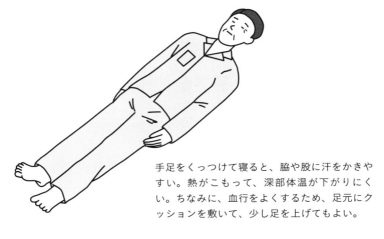

手足をくっつけて寝ると、脇や股に汗をかきやすい。熱がこもって、深部体温が下がりにくい。ちなみに、血行をよくするため、足元にクッションを敷いて、少し足を上げてもよい。

034

# 寝つけない4つの理由を知っておく

たまに寝つけないくらいならまだいいのですが、頻繁に寝つけないことが繰り返されるようになると深刻です。きちんと原因を見つけて、早めに対処しておく必要があります。では、寝つけない原因はどこにあるのでしょうか？　寝つけない原因は複数考えられます。

【身体的原因】

就寝時に病気の症状が出現することによって、寝つきが悪くなります。呼吸器疾患による咳や発作、レストレスレッグ症候群（むずむず脚症候群）からくる不快感、高血圧による胸の苦しさなどです。また、降圧剤や抗がん剤などの薬の影響から眠りにくくなることがあります。

【精神的原因】

ストレスは心理的な緊張状態を引き起こし、交感神経が優位になります。そのため脳は興奮した状態になり寝つきを悪くします。うつ病などの精神疾患も、寝つきの悪さの原因となります。

【生理的原因】

体内時計が乱れると寝つきが悪くなります。昼夜逆転の生活をしている人は体内時計が乱れている可能性があります。また、就寝前の刺激物の摂取も原因のひとつ。カフェイン、タバコのニコチンには覚醒作用があります。

【環境的原因】

睡眠はとても繊細な身体活動なので、音や光、気温にも敏感。騒音、電灯なども入眠に影響を与えます。寝具が自分に合っていない場合も同様です。

寝つきの悪さが深刻な状況になり、日常生活や働くうえで影響が出るようになったら、すぐに医療機関で受診してください。

035

# 眠れないときは、嫌なことを書き出す

ふとんに入って眠ろうとしたときに、つい考えごとをしてしまうという経験は誰にでもあるはずです。

眠る前の脳はとくに敏感になっているので、考えが堂々巡りして深みにはまり、さらに眠れなくなってしまうことも……。起床時間が気になって焦ってしまうと、余計に眠れなくなるでしょう。

情報社会の現代で、人はさまざまな場面で情報を詰め込む作業をしています。収集した情報は、時間のあるときに脳内で処理しています。しかし、忙しく働くビジネスパーソンは、情報収集を頻繁に繰り返し情報過多になっているうえに、情報を処理する時間がなかなか確保できません。時間が確保できるのは、ベッドに入ってからになってしまうことも。そうして就寝時に考えごとをしてしまい、眠れなくなってしまうのです。

考えごとによる不眠を解決する方法のひとつは、就寝時のルーティンをつくることです。人は習慣性をともなった生き物なので、毎日、同じ行動を繰り返し、そのパターンを脳に睡眠の合図として植えつけるのです。例えば、就寝の1時間半前にお風呂に入り、風呂上がりに野菜ジュースを飲みながら30分ほど雑誌をめくり床につく。こういった行動パターンを毎日続けていけば、脳はそのパターンを睡眠の合図ととらえてくれ、多少の考えごとがあっても眠れるようになります。

別の方法としては、不安や考えたことを淡々と書き出すというのもいいと思います。思い切って起き上がり、考えたことをメモしてみてください。嫌なことをノートに吐き出すイメージです。これで案外、気持ちが落ちつくものです。

直接的に脳の温度を下げるという方法もあります。乾いたタオルを冷凍庫に入れておき、眠るときに頭の下に敷いて眠りにつくと、考えごとをせず眠りやすくなります。

—036—

# 睡眠薬も使い方次第

かつて睡眠薬といえば、副作用や依存性の強いものが多く、あまりいいイメージを持たれていませんでしたが、最近は薬の改良がだいぶ進み、副作用が軽く依存性も生じにくいものが増えてきました。睡眠や覚醒にかかわるホルモンの受容体に働く睡眠薬を飲んで、睡眠の質が改善された人も大勢います。いびきの音量やボリュームが軽減された人や、夜中に目を覚ます回数が減った人も、もちろんいます。

だからわたしは、睡眠薬を否定するつもりはありません。あくまで「ケースバイケース」が前提になるものの、人によっては強い味方になってくれるのが睡眠薬です。わたしのクリニックを訪れる患者さんにも、必要性を感じれば適宜、処方しています。

しかし、できれば頼ってほしくないというのが本音です。副作用や依存性が軽くなったとはいっても、まったくのゼロになったわけではありませんし、もちろん薬効や依存性の強い睡眠薬は存在します。

ですので、不眠に悩んでいる人は、安易に薬に手を伸ばさずに、まずは体質や生活リズムの改善に目を向けるようにしてください。

### おもな睡眠薬

| ベンゾジアゼピン系 | |
| --- | --- |
| 解説<br>作用時間の違いから超短時間型、短時間型、中時間型、長時間型に分類される。副作用も多い。 | おもな商品名<br>ハルシオン、レンドルミン、サイレースなど |

| 非ベンゾジアゼピン系 | |
| --- | --- |
| 解説<br>ベンゾジアゼピン系睡眠薬に比べて、依存性や副作用が軽減されたもの。超短時間型のみ。 | おもな商品名<br>アモバン、マイスリー、ルネスタなど |

| ホルモン作動系 | |
| --- | --- |
| 解説<br>睡眠ホルモン（メラトニン）受容体作用薬や覚醒ホルモン（オレキシン）受容体拮抗薬。 | おもな商品名<br>ロゼレム、ベルソムラ、デエビゴなど |

037

# 遅くまで起きて仕事するより、寝て早く起きるほうが圧倒的にいい

会社勤めをしていると、帰り際に、「明日、アサイチで会議することになったから、○○の資料よろしく」などと無茶な要求をしてくる上司もいます。今の時代を思えば、なにかと問題がある上司の行動ですが、部下としては持ち帰り残業で、量によっては徹夜を覚悟することもあるかもしれません。

ただ、さすがに徹夜はやめてください。少しでも（できれば3〜4時間）睡眠を取るべきです。普段通りの時間に眠り始め、早く起きるのがいいでしょう。**つまり、資料をつくってから、朝方に3〜4時間眠るのではなく、いつものどおりの時間に就寝して3〜4時間だけ眠る。そして、早く起きて資料づくりをする、ということです。**

人は眠ることによって疲れを取り除き、身体の修復再生を行っています。傷を負っ

た細胞の修復には、脳の下垂体から分泌される成長ホルモンが欠かせません。成長ホルモンは、眠りが深まり最高レベルの睡眠になると分泌が始まるのです。そのためのゴールデンタイムは「眠りはじめの4時間」になります。

また、睡眠には眠りが浅い状態のレム睡眠と、深い眠りの状態のノンレム睡眠があります。通常、ノンレム睡眠からはじまり、レム睡眠、ノンレム睡眠の波が交互にやってきます。この周期を4〜5回繰り返し、やがて自然に目が覚めます。脳を休ませ、身体の疲れを回復させるのに重要なのはノンレム睡眠で、深いノンレム睡眠は、眠り始めた3〜4時間のなかでやってくることがわかっています。

**成長ホルモンが多く分泌されて、深いノンレム睡眠も出現するのが、眠りはじめの4時間。**理想的な睡眠時間にはほど遠いのですが、心身の健康を維持する最低限の睡眠を確保することは可能です。

038

# 寝れないときに羊を数えることに効果はない

眠気を誘う方法として「羊の数を数える」のが効果的だという話は、以前から定番として知られていますが、**根拠といえるものがない**のが実際のところです。この方法の由来を探ってみると、「羊（ｓｈｅｅｐ）」と「睡眠（ｓｌｅｅｐ）」の発音が似ていることから、英語圏で生まれた言葉遊びが元だという話があります。一説にはｓｈｅｅｐと発音すると腹式呼吸がうながされ、リラックスして眠りやすくなるといわれていますが、日本語で「ひつじが……」と発音したところで同様の効果は得られません。

入眠に効果があるものとしては、自然界から収録した音源を流すなど、適度な雑音を聞きながらふとんに入るというものがあります。昨今話題となっているＡＳＭＲも同様の効果です。お気に入りの音源を見つけて、スムーズに入眠したいものですね。

039

# 寝るときは「オレンジの光」でリラックス

メラトニンは、夕方になって暗くなってくると分泌がはじまり、暗ければ暗いほど分泌されるので、睡眠中は真っ暗にするのが理想的です。

ただし、防犯上の問題もあります。さすがに、枕元で読書灯をつけて寝ると睡眠の質に影響が出ますが、天井照明の小さな灯りや足元灯程度なら問題がありません。眠るときに真っ暗だと不安になる人は、小さな灯りをつけて就寝するといいでしょう。

また、光の色も睡眠と関係があり、一般的にリラックスできるのは、色温度の低い色です。暖かみのあるオレンジ色なら心地よい眠りに導いてくれます。

040

# 寝る前の一服は熟睡を妨げる

タバコは身体にいいものではありません。愛煙家やヘビースモーカーは「わかっちゃいるけど、やめられない。やめたらかえってストレスが溜まる」と口を揃えていいますが、百害あって一利なしです。もちろん、タバコは睡眠にも悪影響を及ぼします。

諸悪の根源は、タバコに含まれるニコチンです。**ニコチンには覚醒作用**がありますので、吸えば、目が冴えてきます。これから眠ろうと思っている人が吸うのはおすすめできません。事実、喫煙者の入眠障害リスクは非喫煙者の2倍で、さらには日中に感じる眠気についても同様に2倍という調査報告があるほど。なかには、睡眠中に身体が無意識のうちにタバコを欲して目覚めてしまう人もいるというのですから困ったものです。

タバコを吸う→眠りにくい体質になる→睡眠不足→翌日の日中は眠気に襲われる→眠気を飛ばすためにタバコを吸う→どんどん眠れない体になっていく→夜中に起きて吸う→健康を害すだけでなく仕事や生活のパフォーマンスも落ちていく……。

そんな負のスパイラルに陥ることを覚悟してください。

また、眠りにつけたとしても、いびきのトラブルも無視できない問題として浮かび上がってきます。１９９４年にアメリカの研究チームが、「非喫煙者に比べ、喫煙者のほうがいびきをかく割合が２・29倍多く、タバコを吸う本数の多い人ほどいびきをかきやすくなる」という調査結果を発表しました。その理由として、タバコの吸い過ぎが慢性気道炎症を起こしやすいことや、睡眠中に体内のニコチン濃度が高まって鼻詰まりを起こしやすい（口呼吸になりやすい）ことが挙げられます。

さらに恐ろしいことに、喫煙者の周囲にいる家族なども、いびきをかく確率が高まる傾向にあることが、この研究によってあきらかになりました。**受動喫煙によっていびきをかきやすい体質になってしまうのです。**

041

# 夜のお菓子の誘惑に負けないシンプルな方法

夜中まで起きていると、無性にお菓子を食べたくなるということがあります。でも**就寝前のお菓子はもちろんNG**です。

寝る前にお菓子を食べて血糖が上昇するとインスリンが働き、それとともに血糖が安定するように交感神経が刺激され眠りが浅くなります。

夜中にお菓子を食べたくなったときに、その気持ちを乗り越えるにはどうしたらいいのでしょうか？　まず**お菓子を自分のそばに置かないという方法があります**。例えば、引き出しのなかにお菓子をしまっておくと、取り出すのが面倒になり、自然と食べる量を減らせます。とてもシンプルな方法ですが、心理学の実験で効果が証明されています。また、週のうち1日だけ、お菓子を食べられる日を決めておくという方法もあります。

042

# 飲みすぎると怖いエナジードリンク

多くの飲料メーカーから、さまざまな種類の製品が発売されているエナジードリンク。仕事の活力アップや疲労回復、残業での資料作成のときなどに飲むという人も多いと思います。

エナジードリンクにはカフェインが含まれており、眠気対策になります。ただ、カフェインが切れると、眠気が生じたり、集中力が減少したりすることがあります。これは、「カフェインクラッシュ」と呼ばれる現象です。また、エナジードリンクの日常的な摂取がカフェイン中毒を引き起こし、死亡に至った例もあるほど……。たまに飲むのはいいとしても、加減して飲んでください。

ちなみに、栄養ドリンクは「薬品または医薬部外品」に分類され、エナジードリンクとは成分や含有量などが異なりますが、カフェインも含まれています。

043

# 筋トレするなら、20時まで

筋肉はトレーニングによって一旦筋繊維を壊し、それが修復されるときに増強される仕組みになっています。

その際に必要な要素のひとつが、成長ホルモンです。まず、成長ホルモンは長時間分泌される特徴があることを知りましょう。また、寝入りばなのノンレム睡眠の際にも成長ホルモンが分泌されるので、夕方のトレーニングでたっぷりと分泌された成長ホルモンと相まって、夜中に筋肉が修復され、より増強されます。ですから、筋トレをするなら**夕方から20時ぐらいまでがベストタイム**です。

しかし就寝前に筋トレをすると、心拍数が上がって交感神経が活発になり、寝つきが悪くなったり、より疲労がたまりやすくなったりします。いい睡眠が取れないため、筋肉の増強がされにくくなり逆効果となります。**激しい運動は就寝前には向きません。ストレッチ程度にとどめておきましょう。**

044

# 寝る直前の「ぐっすりストレッチ」で眠気を誘う

軽いストレッチをおすすめします。そもそも、ストレッチには動的ストレッチという、ラジオ体操のように反動を付けて筋肉を伸張するものと、制止した状態で筋肉を伸ばす静的ストレッチがあります。前者はいわゆる準備体操で、交感神経を優位にします。後者は、副交感神経が優位に働きやすくなり、リラックスした状態になります。ですから、就寝前にストレッチをするなら、静的ストレッチがおすすめ。全身の筋肉を伸ばす必要はありません。例えば、ふとんの上であおむけの状態となり、深呼吸しながら、足首をゆっくり手前に曲げ、再び戻す動作を、1分ほど行うだけでも効果があります。足の血行促進をうながし、深部体温を下げることができます、深呼吸する際は、ゆっくり息を吐いてください。これも副交感神経に働きかけるためです。熟睡効果のある「ぐっすりストレッチ」です。ぜひお試しください。

PART 4

# 知らないと怖い
# 睡眠の新常識

045

# なぜ「寝ないといけないのか」を理解する

「なぜ人は寝ないといけないか」、正確に答えることができますか？　この問いに、答えられない人は意外に多いようです。

身体を動かしたときと同様、脳も活発に働くと多くのエネルギーを消費して、その際に熱を発します。体温はそれにともない、起床してからお昼までの時間にグングンと上昇。その結果、シャキッと覚醒したコンディションになります。

しかし、**脳細胞はとても熱に弱いので、ずっとそのままではオーバーヒートしてしまいます。ですから、夜にはその働きを低下させてクールダウンする必要がある。**これが、睡眠が必要である最たる理由です。

日中は高かった体温が、夕方以降は徐々に低下。それにつれて脳の働きも低下していって、眠気が訪れます。そして眠りに落ちるわけですが、その間にも脳はまた別の働きをしています。そのひとつが記憶の定着で、人間は日中に覚えたことをしっかりと記憶させています。

同様に、深い睡眠のなかでしか行われないのが、日中のエネルギッシュな活動で損傷した神経ネットワークの回復です。短時間の浅い睡眠ではこの機能がうまく働かないので、得た情報が脳のなかでうまく整理されなかったり、記憶力が低下したりすることになる。つまり、脳は夜の睡眠によってクールダウンしながら、日中に得た記憶情報を整理しているということです。

また、睡眠は「脳の老廃物を排出する時間」でもあります。

例えば、アルツハイマー型認知症の発症に深くかかわっているとされる、アミロイドβという特殊なタンパク質。これが脳内で蓄積されると、脳の神経ネットワークが阻害されて、最終的に記憶障害などを引き起こすといわれています。アミロイドβは、睡眠中にリンパ系の働きによって体外に排出されることがわかっています。こういった意味でも、良質な睡眠は人間にとって必要不可欠なものなのです。

046

# 朝、スッキリ起きられない「睡眠惰性」が出るのは、睡眠の質が悪いサイン

「若いときは一晩くらい徹夜しても平気だったのに、今では十分に寝ても疲れが取れない……」。30代、40代の人から、こんな声を聞くことがあります。

**これは、睡眠の質の悪さに起因するといえるでしょう。**㊽で詳しく解説しますが、良質な睡眠には「最初の4時間以内で深く眠る」ことが欠かせません。一気に海底まで潜るように深く眠って、そこから浅い眠りとやや深い眠りを交互に繰り返しながら、浅い眠りのなかで朝を迎えることが大切です。最初に深く眠れていれば、スッキリ目覚められます。

しかし、最初に深く眠れなかった場合は、眠りが全体的に浅いままで朝を迎えてしまいます。疲労が十分に回復できていないので、脳は明け方になっても深い眠りを求めます。だから、疲れが残っているうえに寝起きも悪くなってしまうのです。

もちろん、本人は十分に寝ているつもりでも、仕事やプライベートの多忙さから生活リズムが乱れて、睡眠の質はもちろん、量まで足りなくなっている可能性もあります。いわゆる「隠れ不眠」の人は多数います。

また、目覚めてもなかなか眠気が取れずに、ボーッとした状態が続くことを、「睡眠慣性」といいます。これは、目覚めてはいるものの、脳がまだ眠気のほうに引っ張られている状態。スッキリ目覚められていないので、疲れが残っていて身体がだるいと感じるのです。睡眠慣性が出るのも、良質な睡眠が取れていない証拠です。

そのほか、室内の温度、合わない枕を使っている、マットが身体にフィットしていないといった睡眠環境の影響なども考えられます。

— 047 —

# ノンレム睡眠の深い眠りが免疫力を高める

ご存知の人も多いと思いますが、睡眠には大きく分けてレム睡眠とノンレム睡眠の2種類があります。

レム（REM）とは睡眠中に起こる眼球の急速運動のことで、これが出現する眠りがレム睡眠。身体は休んでいても脳は活発に動いていて、日中に得られた情報の整理や定着などを行っています。さまざまな情報が脳内で整理されることで、ストレスの解消効果もあります。あとは、夢を見るのもレム睡眠のときだけ。眠りが浅いので、光や音などの刺激で目を覚ましやすい状態といえるでしょう。

それとは対照的に、脳と身体の両方が休んでいるのがノンレム睡眠。眼球運動も穏やかになって、すやすやと深い眠りについている状態です。眠りの深さによって3つのステージに分かれており、もっとも深い眠りのことを、深睡眠または徐波《じょは》睡眠と呼

## レム睡眠とノンレム睡眠のサイクル

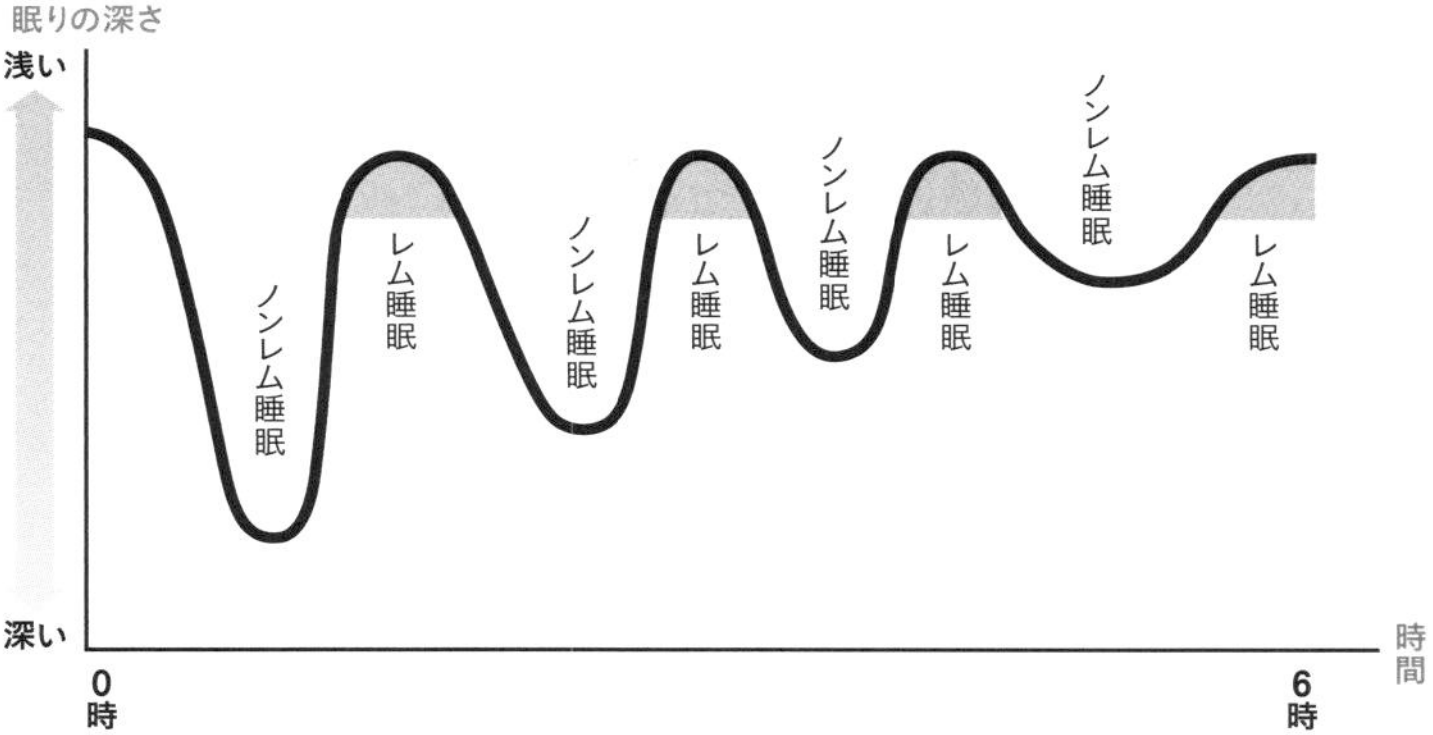


びます。

そしてわたしたちは、このふたつの異なる状態を交互に繰り返しながら眠っています。

まずは深いノンレム睡眠に入って、その後はいったんレム睡眠に移行してから、再びノンレム睡眠に——という過程が、90〜１２０分をひとつのサイクルとして、一晩に4〜5回ほど繰り返されます。比率でいえば、全体の約80%がノンレム睡眠で、残りの約20%がレム睡眠といったところでしょうか。

ノンレム睡眠は、心身の休息、成長ホルモン分泌による細胞の修復、免疫機能の向上などに。そしてレム睡眠は、脳の発達や精神的な安定などに深くかかわっています。

048

# 「寝てから4時間」が勝負睡眠

**睡眠の質を大きく左右するのが、深睡眠の有無。「眠りについてから4時間以内に、深睡眠が取れたかどうか」が重要です。**

眠りに落ちてから朝まで4～5回ほど繰り返されるレム睡眠とノンレム睡眠のサイクルですが、もっとも深睡眠を取りやすいのは、じつは「最初」と「2番目」のノンレム睡眠です。冒頭で「4時間以内に」と述べたのは、これが理由です。

ここで深睡眠が取れていれば、睡眠の質は保証されたようなもの。逆に、寝ついてからの4時間で深睡眠が取れていない場合には、睡眠時間が長くても心身の疲労が取れず、目覚めもスッキリしたものにはなりません。

睡眠時間は足りているのに、眠りが浅くてどうもスッキリしない。そういった人は、**自律神経が乱れている可能性があります。自律神経には交感神経と副交感神経が**

## 深部体温と眠気のリズム

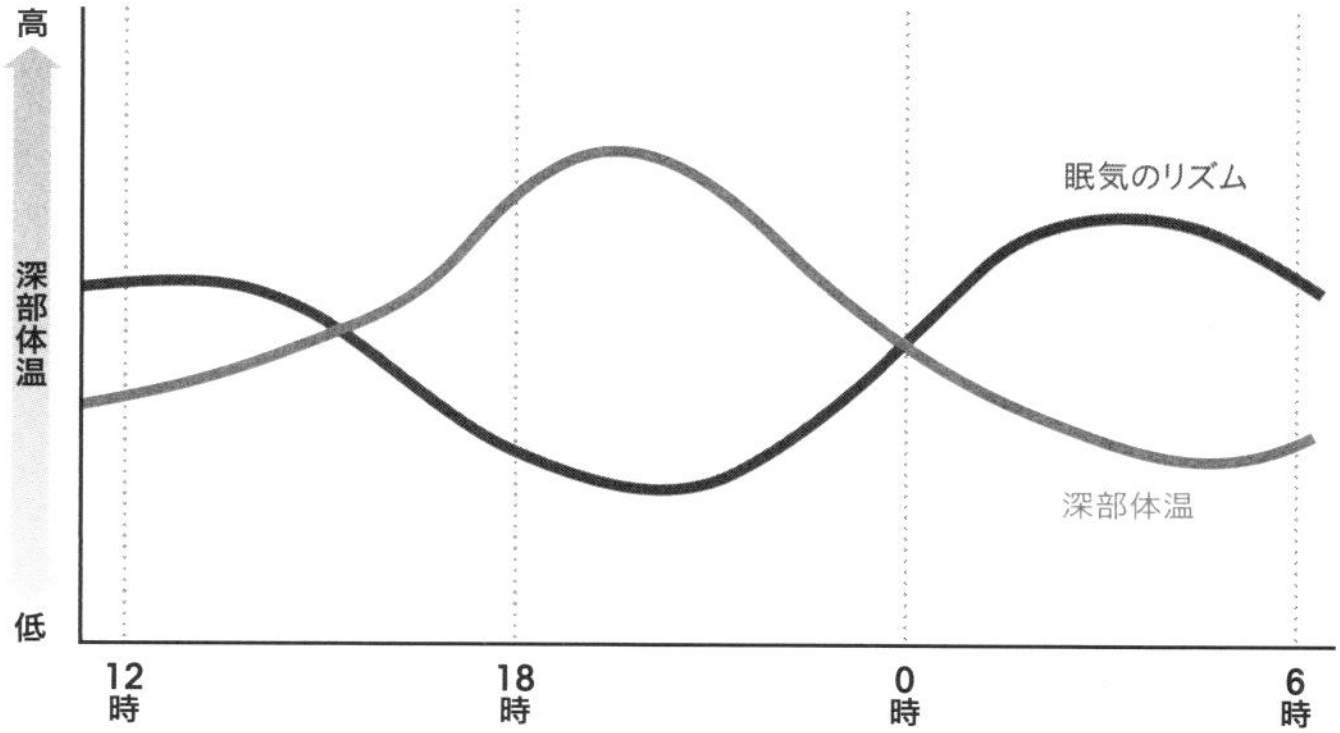


ありますが、夕方から夜、またリラックスしているときには副交感神経が優位になります。しかし、交感神経が優位で身体が緊張したままだと、いい睡眠が取れません。

内臓などの体温である深部体温が、夜になっても下がっていない可能性もあります。人体には、深部体温が上がると活発になり、下がると眠くなるという仕組みがあります。夕方以降は深部体温が少しずつ下がっていって、やがて眠気が訪れるのですが、このリズムがなんらかの要因で狂うと、質の良い睡眠が取れなくなります。

本書で解説するさまざまな方法が深睡眠に導きます。ぜひ実践してみてください。

# 049

# 寝だめはあまり役にたたない

「最近風邪をよくひいてしまう」「なんとなくうつっぽい」「肌の状態が悪くなったみたい……」。こんな身体の不調を感じている人は、「睡眠負債」が原因かもしれません。**睡眠負債とは、借金のように積み重なり蓄積された睡眠不足のことを指します。**２０１７年の新語・流行語大賞トップ10にも選ばれたことから、聞き覚えがあるという人も多いのではないでしょうか。睡眠負債が増えていくと、免疫力の低下をはじめ、あらゆる不調を引き起こす原因となります。また、**集中力が低下し、じっくり仕事に取り組めない、つまらないミスをしてしまうなど仕事のパフォーマンスを著しく低下させる恐れがあります。**

「プレゼンティーイズム」という言葉を聞いたことがあるでしょうか？「病欠」を

示す「アブセンティーイズム」に対して、日本語では「疾病就業《しっぺい》」と訳されるプレゼンティーイズムは、「出勤しても、頭や身体のなんらかの不調のせいで本来発揮されるべきパフォーマンスが低下している状態」のことです。

２０１６年に発表された米国のシンクタンク、ランド研究所の調査によると、プレゼンティーイズムによる**日本の経済損失は、なんと1380億ドル（約14・5兆円）**にも達しています。そして、プレゼンティーイズムの主な原因には睡眠不足がありますが、他の原因である肩こりや腰痛、頭痛、落ち込み、アレルギーなどを生むのも睡眠不足と考えられています。

このように睡眠不足は、健康、仕事でのパフォーマンス低下、経済的損失など、あらゆる負の連鎖を生み出します。ただ、**逆にいえば、理想的な睡眠習慣を送ることで、さまざまなメリットが期待できます。**

この睡眠負債ですが、いわゆる**「寝だめ」でまとめて返すことはできません。**「睡眠貯蓄」はできないのです。負債を返すには、毎日の睡眠習慣だけでなく、生活習慣全般を見直し、少しずつ返済していく必要があります。

―050―

# 日本人の平均睡眠時間は世界最下位！

２０１８年にＯＥＣＤ（経済協力開発機構）が、加盟33カ国の平均睡眠時間の調査結果を公開しました。それによると、平均睡眠時間が最長だったのは、南アフリカで５５３分（9時間13分）。それに対して、**日本の平均睡眠時間は４４２分（7時間22分）で最下位**でした。

また、左に紹介したのは、心拍計などを扱うポラール・エレクトロ・ジャパンが、ユーザーから得た６００万もの睡眠データを分析した結果です（製品を使っているユーザーの平均値）。アジアや南米の睡眠時間の短さが目立ちますが、日本は男女ともに短さは突出しています。日本の場合、起床時間は世界平均水準のようですが、入眠時間がとにかく遅いというのが要因のようです。

## 各国の平均睡眠時間（男女別）

| 国名 | 男性の睡眠時間 | 女性の睡眠時間 |
|---|---|---|
| フィンランド | 7:24 | 7:45 |
| エストニア | 7:23 | 7:44 |
| フランス | 7:23 | 7:44 |
| オーストラリア | 7:21 | 7:36 |
| オランダ | 7:20 | 7:41 |
| ベルギー | 7:20 | 7:45 |
| カナダ | 7:18 | 7:41 |
| イギリス | 7:18 | 7:34 |
| オーストリア | 7:16 | 7:40 |
| ドイツ | 7:15 | 7:36 |
| スイス | 7:14 | 7:38 |
| スウェーデン | 7:14 | 7:33 |
| デンマーク | 7:14 | 7:31 |
| ハンガリー | 7:14 | 7:30 |
| ロシア | 7:13 | 7:26 |
| アメリカ | 7:11 | 7:31 |
| 南アフリカ | 7:11 | 7:30 |
| ノルウェー | 7:10 | 7:28 |
| ポーランド | 7:09 | 7:25 |
| イタリア | 7:03 | 7:22 |
| スペイン | 7:03 | 7:23 |
| 中国 | 6:52 | 7:11 |
| コスタリカ | 6:49 | 7:15 |
| コロンビア | 6:49 | 7:10 |
| ブラジル | 6:47 | 7:12 |
| 香港 | 6:42 | 6:59 |
| イスラエル | 6:42 | 6:51 |
| 日本 | 6:30 | 6:40 |
| **世界平均** | **7:07** | **7:26** |

出所：ポラール・エレクトロ・ジャパン（2018年4月）

日本の起床時間は男性6：59、女性7：11で、世界平均（男性7：06、女性7：07）と、世界平均並み。一方で、入眠時間は男性0：25、女性0：24で、世界平均（男性23：55、女性23：39）と、世界平均と差がある。

なお、「時間当たり労働生産性」（公益財団法人 日本生産性本部の『労働生産性の国際比較2019』）では、日本46.8ドルに対し、上記調査で睡眠時間が長いフィンランドは65.3ドルとなっている。

051

# いい睡眠でパフォーマンスが上がる

**寝ることで、身体能力はもちろん、集中力や記憶力など、脳のパフォーマンスアップが期待できます。寝不足で睡眠負債を抱えているような人だと、それこそ劇的に効くでしょう。**

例えば、こんな研究があります。スタンフォード大学の男子バスケットボール選手11人を対象に、ふだんよりも睡眠時間が長くなると、プレイヤーとしてのパフォーマンスにどのような変化があるかを調査しました。大学生とはいえ、将来はプロリーグでの活躍も夢ではないというトップクラスの選手たち。練習量もすごく、そう簡単にパフォーマンスが向上するような母集団ではありません。

事前に予想されたように、直後はとくに変化なし。しかし、2週間、3週間と経過するにしたがって、驚くほどの変化が起こりました。ダッシュのタイム、フリースローやスリーポイントシュートの成功率、**さらには選手のモチベーションに至るまで、あらゆるものが向上したのです。**しかも、実験が終了して睡眠時間がもとに戻ると、彼らのパフォーマンスももとどおりに。これも、長時間の睡眠が身体能力や集中力を向上させていた裏づけです。

また、2017年にハーバード大学医学大学院のグループがこんな研究をしています。学生61人に30日間「睡眠日記」を書いてもらい、「睡眠習慣が規則正しいグループ」と「睡眠習慣が不規則なグループ」に分類。後者は夜更かしをして、寝る時間や起きる時間が日々異なる人たちです。寝不足ということもあるでしょう。そんな両者の成績を調査すると、後者のほうが学業の評価が悪かったとのことです。規則正しく、しっかり寝ることが成績と関係があるということです。

睡眠中には、脳は記憶の定着を行います。ですから、受験生などは、徹夜して勉強することより、規則正しく、質の高い睡眠を取る生活を心掛けるほうが、学力アップにつながるといえます。

出所："The effects of sleep extension on the athletic performance of collegiate basketball players" Sleep. 2011 Jul 1;34(7):943-50.
"Irregular sleep/wake patterns are associated with poorer academic performance and delayed circadian and sleep/wake timing" Scientific Reports. 2017 Jun 12;7(1) :3216.

052

# 熟睡不足は人生を損させる愚行

**慢性的に睡眠不足な人の場合、自分が本来のパフォーマンスを発揮できていないことに気づいていないといったケースが十分に考えられます。**せっかくの高い能力が生かせずに終わっているとすれば、本当にもったいない話です。

最近はビジネスの世界でも、睡眠不足などによる能力低下とそれにともなう損失をいかに防ぐかが、真剣に取りざたされるようになってきました。

プレゼンティーイズム（㊾参照）の主な原因は、肩こり、腰痛、頭痛、胃腸の不調、軽度のうつ状態、花粉症などのアレルギー、不眠など。このプレゼンティーイズムによって、全米では年間約１５００億ドルもの損失が出ているといわれています。

また、２０１８年に産業医科大学が行った調査によると、日本企業におけるプレゼンティーイズム損失の内訳は、睡眠不足が肩や首のこりに次いで2番目に大きく、1人あたり年間約3・4万円とのことです。

非常に多くの人が睡眠不足に悩んでいるわけですが、時間の不足を睡眠の質でカバーするなど、じつはすぐにでも手が打つことができます。それに、先ほど挙げた数々の原因は、良質な睡眠を確保すれば改善が期待できるものばかり。

生活リズムの乱れで機能が低下していた自律神経もうまく働くようになり、記憶力、コミュニケーション能力、判断力、集中力などなど、睡眠不足によって低下していたあらゆる能力が、本来の輝きを取り戻すことでしょう。

かくしてプレゼンティーイズムが解消されれば、会社や取引先の評価が上がって、手にする報酬も能力に見合ったものとなるはず。逆に、不規則な生活で常に睡眠負債を抱えているような状況が続けば、現状維持すら困難でしょう。実り多き人生を歩むためにも、睡眠についての考え方をこの機会にぜひ見直してください。

053

# 高パフォーマンスを出す睡眠時間は人によって変わる

**万人に共通するような「睡眠時間の最適解」は存在しません。** 仕事や家庭環境、ストレスの有無、年齢、性格などによって、大きな個人差があるからです。

そもそも睡眠時間は、加齢にともない変化していくもの。例えば、平日の平均睡眠時間を見ると、10代男性の場合7時間47分だったものが、30代で6時間59分、50代では6時間51分と変化しています（ＮＨＫ「日本人の生活時間・２０１５」より）。また、加齢によって眠りが浅くなることも判明しています。

しかし、睡眠時間を気にする必要がないかといえば、そんなことはありません。日本やアメリカで行われた調査から、「睡眠時間は長過ぎても短か過ぎても健康を損なうリスクが高まる」との報告がなされているからです。

郵 便 はがき

切手を
お貼りください

105-0003

（受取人）

**東京都港区西新橋2-23-1**
**3東洋海事ビル**
**(株)アスコム**

**ぐっすり眠れる×最高の目覚め×**
**最強のパフォーマンスが1冊で手に入る**
**熟睡法ベスト101**

**読者 係**

本書をお買いあげ頂き、誠にありがとうございました。お手数ですが、今後の出版の参考のため各項目にご記入のうえ、弊社までご返送ください。

| | | |
|---|---|---|
| お名前 | 男・女 | 才 |
| ご住所 〒 | | |
| Tel | E-mail | |
| この本の満足度は何%ですか? | | % |
| 今後、著者や新刊に関する情報、新企画へのアンケート、セミナーのご案内などを郵送またはE-mailにて送付させていただいてもよろしいでしょうか? □はい □いいえ | | |

返送いただいた方の中から**抽選で5名**の方に
**図書カード5000円分**をプレゼントさせていただきます。

当選の発表はプレゼント商品の発送をもって代えさせていただきます。
※ご記入いただいた個人情報はプレゼントの発送以外に利用することはありません。
※本書へのご意見・ご感想およびその要旨に関しては、本書の広告などに文面を掲載させていただく場合がございます。

●本書へのご意見・ご感想をお聞かせください。

ご協力ありがとうございました。

## 死亡率が低いのは睡眠時間が7時間

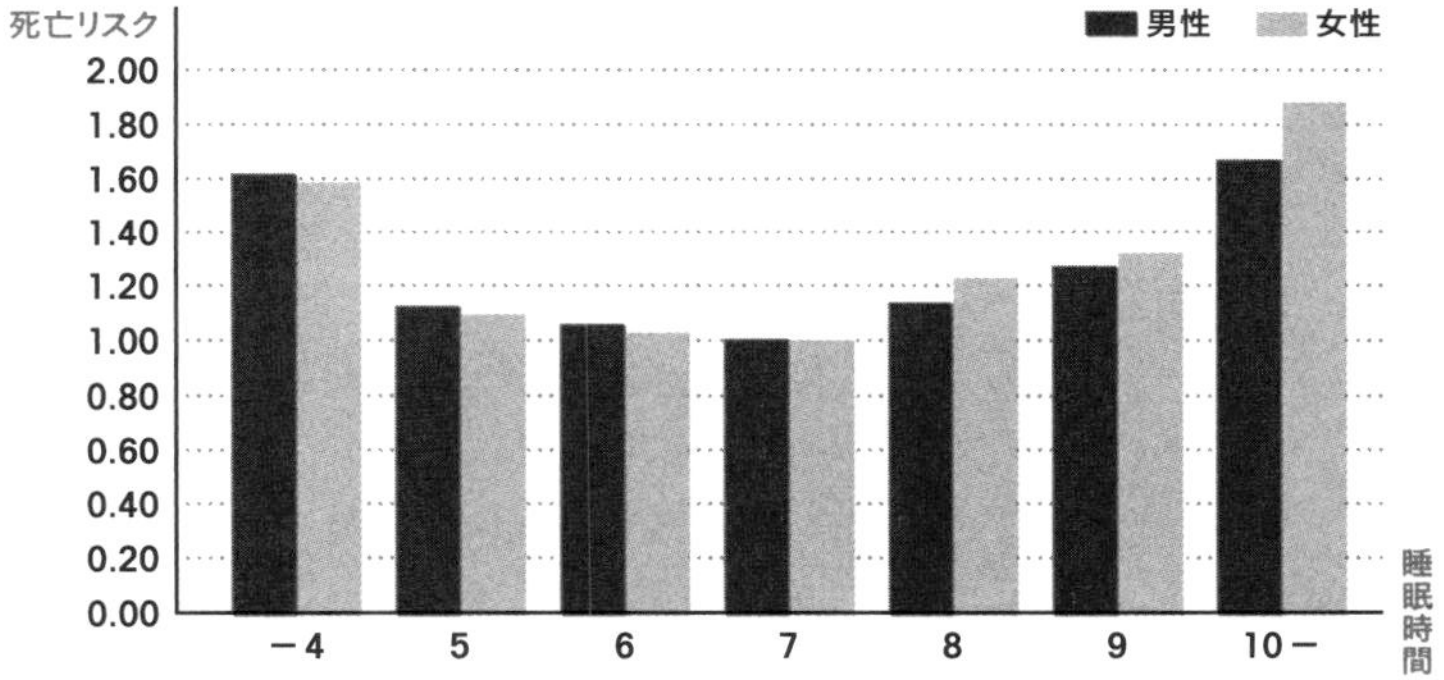


平日の睡眠時間ごとに約10年の間に死亡した人の割合を比較。
睡眠時間が7時間(6.5-7.4時間)を基準として算出されている。
出所：JACCウェブサイト　玉腰暁子「睡眠時間と死亡との関係」より

日本で行われたのは、平日の睡眠時間によって、10年後の死亡率がどのように変化するかを追跡するというものでした。死亡率がもっとも低かったのは、男女ともに「睡眠時間が7時間前後のグループ」。アメリカでの調査でも同様の結果が出ているだけに、心身のパフォーマンスをもっとも引き出すには、**7時間前後の睡眠がベターといえそうです。**

ただ、睡眠過多での死亡リスクの因果関係は明白ではありません。男女問わず睡眠不足、睡眠過多は、健康上なんらかの影響がでるのは間違いありません。

# 054

# 机を片づけられない、イライラする原因は睡眠不足にあり

常に最高のパフォーマンスを発揮できる状態にあることが理想ですが、なかなかそうはいきません。睡眠の質や、起きてからの経過時間、ストレスの有無などによって、その日の思考力や判断力は大きく変わります。

そこで重要なのが、脳の処理能力が落ちていることを自覚できるかどうか。自身の状態を見誤ることは、仕事上での大きなミスにもつながります。逆にいえば、パフォーマンスの低下を把握できていれば、対応や改善が可能だということです。

では、それをどう見抜けばいいのか？

イライラしていること、余裕がないことに自分で気づける場合もありますが、そうではない場合でも、**脳はさまざまなかたちでそのサインを出しています。**いわばそれ

は、脳からの警告です。例えば、貧乏ゆすりや飲み物に入っている氷をガリガリ噛むといった、落ち着きのない「繰り返し」の動作。じつはこれも、自律神経の安定をうながすセロトニンというホルモンを分泌させて必死で気持ちを落ち着けようとしている、脳からのサインです。

慢性的な睡眠不足の人に多いのが、**デスクに書類などが山積して、ずっと片づけられない状態に陥るケース**。単にだらしないだけと思われがちですが、これは判断力の低下や、複数の情報を同時に処理できなくなっていることから起こります。タスクに優先順位をつけて、テキパキと処理できない状態にあるのです。

また、**誰かのたわいもない言葉にカチンときて激しく言い返す**というのも、わかりやすい脳からのSOSです。ストレス過多が原因だと思われがちですが、正しくは「普段なら聞き流せる程度の言動さえストレスとなり、それに過剰反応するほど不安定」だということ。心や感情のバランスを保つセロトニンが睡眠不足によって減少し、喜怒哀楽がうまくコントロールできない状態にあるのです。

055

# レム睡眠がストレスを激減させる

十分な睡眠時間が確保されているならば、身体疲労の回復効果だけでなく、ストレスの解消効果にも期待がもてます。ここで、睡眠の仕組みを思い出してください。

睡眠には、レム睡眠とノンレム睡眠というふたつの状態があります。レム睡眠は眠りが浅く、身体は休んでいるけれど脳は働いている状態のこと。

そしてノンレム睡眠は、眠りが深く、身体と脳の両方が休んでいる状態。ノンレム睡眠のなかでもとくに深い眠りを、深睡眠や徐波睡眠といいます。

このうち、**身体の疲労回復効果が大きいのは、身体と脳の両方が休むノンレム睡眠**のほう。たとえ短時間であっても、しっかり深睡眠が取れているならば、身体の疲労はそれなりに回復するものです。

**しかし、ストレスの場合はそういきません。ストレスの解消効果があるのはレム睡眠のほうで、その状態にある時間を十分に確保するには、短時間の睡眠では足りません。**レム睡眠の状態にある時間は、一晩の睡眠の後半になればなるほど増えるからです。

レム睡眠の状態にある脳では、日中に得た情報の整理や定着が行われています。気持ちの面でなかなか整理のつかなかった事柄が、翌日になると不思議なほどスッキリしていたりしますよね。これも、レム睡眠中の脳の働きによるものです。

これと似たかたちで、脳はストレスに対する処理をレム睡眠のなかで行っているわけですが、それには身体の疲労を回復するよりも時間がかかります。具体的には、7～8時間の良質な睡眠がほしいところです。

もちろん、大きなストレスを抱えないようにするのも重要です。自律神経の乱れから不眠などの睡眠障害が出て、さらにストレスが解消できなくなる——という悪循環に陥るケースも十分にあり得るでしょう。

056

# 成功者ほどしっかり寝ている

フランスの皇帝になったナポレオン・ボナパルトは、軍事独裁政権を樹立して国を率いていました。睡眠時間は3時間だったそうで、「ショートスリーパー」として世界的に有名な偉人です。ショートスリーパーとは、6時間未満の睡眠で自然に目が覚めて、日中もまったく眠くならずに、なんの問題もなく活動できる人のことをいいます。ただ近年の調査によると、ナポレオンは3時間睡眠のほかに昼寝や仮眠を取っていたという説も出てきていて、ショートスリーパーと定義づけられるのか微妙なところです。

**一方で、Amazonの創業者のジェフ・ベゾスは「8時間眠ると1日ずっと調子よく過ごせる」と語っています。また、AppleのCEOであるティム・クックは**

**7時間睡眠といわれています。さらにMicrosoftの創業者のビル・ゲイツも、7時間睡眠です。**テスラやスペースX社を立ち上げた起業家として著名なイーロン・マスクは6時間とやや短めの睡眠ですが、ショートスリーパーとはいえません。

成功者にはショートスリーパーが多いとされていましたが、必ずしもそうとは限らないのです。**世界的に有名な経営者の多くは、忙しいなかでも睡眠時間はしっかり確保しています。**

「睡眠時間を削って仕事ややりたいことに費やす時間を増やしたい」と思うビジネスパーソンはいるかもしれません。しかし、目覚ましをかけて無理に短時間睡眠にしていると睡眠不足をまねくだけ。睡眠不足になると疲れが取れず、かえって心身の健康を損なってしまい、仕事のパフォーマンスを低下させることは目に見えています。仕事のパフォーマンスを上げるには、しっかり睡眠時間を確保して質のよい眠りを取ることが大切なのです。睡眠下手、睡眠オンチは損をするだけです。

057

# 「朝の光」が夜の熟睡スイッチを入れてくれる

わたしたち人間のみならず、地球上に存在するすべての生物には、生まれながらに「体内時計」というものが備わっています。これは、「ある時間帯にはこういうことをしたいと本能的に身体が欲する」約24時間周期のリズムのことで、サーカディアンリズムと呼ばれます。夜になると眠くなり、朝になると目が覚めるのは、それに起因しているのです（88も参照）。

またそこには、**自律神経の安定をうながすセロトニンという神経伝達物質**と、脳の**松果体《しょうかたい》から分泌されるメラトニンという睡眠ホルモンが大きくかかわっています。**

それぞれが体内で生み出されるタイミングと、密接に結びついている両者の関係が、「夜に寝て、朝に起きる」リズムをつくっています。

## セロトニンとメラトニンの分泌量の変化のイメージ

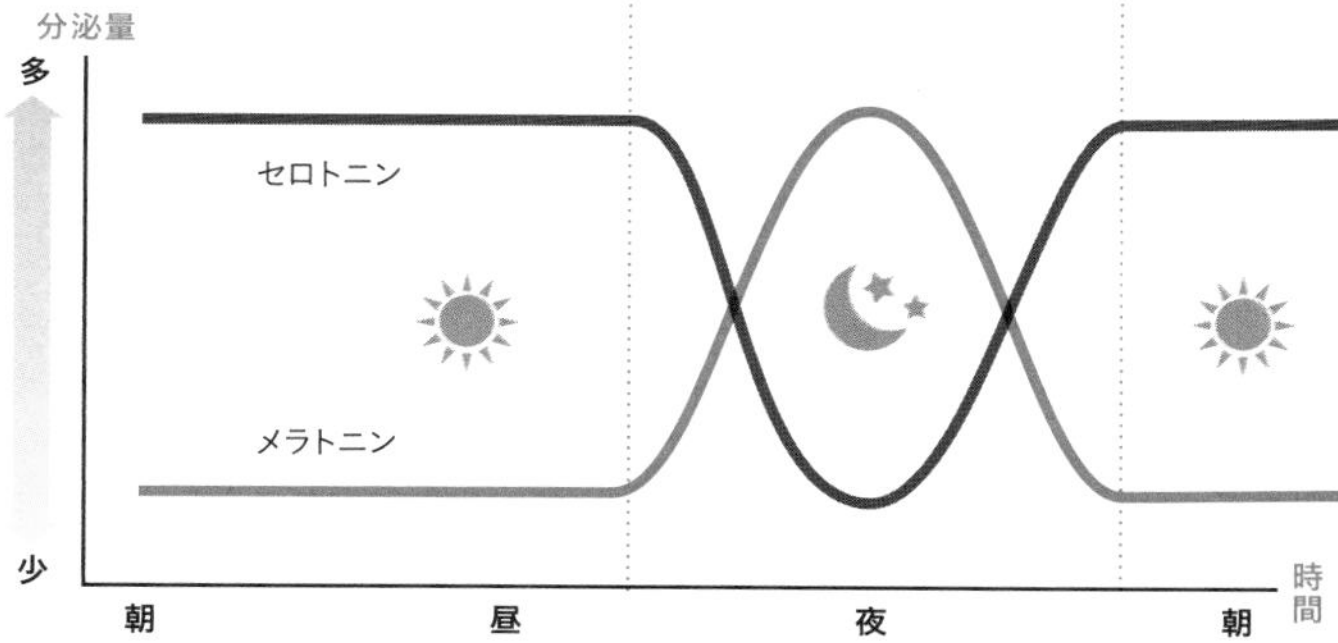


セロトニンは「幸せホルモン」とも呼ばれており、日中に分泌されやすいです。それが時間をかけてメラトニンの原料になっていき、夜になるとメラトニンに変換されます。このメラトニンが眠気を生み出します。このサイクルが繰り返されているため、わたしたちは夜になると眠くなり、朝になると目が覚めるのです。

**セロトニンの分泌は太陽光を感知することで増加し、夜は減少する。一方のメラトニンは太陽光を浴びると減少し、夜は増加。**このセロトニンとメラトニンの関係は、睡眠の仕組みを理解するうえで大事なことですので、ぜひ覚えておいてください。

058

# 40歳を越えたら睡眠習慣をガラッと変えなさい

睡眠ホルモンであるメラトニンは、加齢にともない分泌量が減少します。それはつまり、「眠りにくくなる」「深く眠れなくなる」ということ。**若いころは寝起きがよかったのに……という悩みはある意味、至って自然なことなのです。**

メラトニン分泌量のピークは、思春期に入る前の9～10歳くらい。これが20歳前後になるとピークの約半分、30歳前後では4分の1ほど、**40代に入ると6分の1以下にまで減少してしまいます。**

さらにいえば、体内時計も加齢にともなってズレやすくなっていきます。ブルーライトなどの人工的な光が身近な現代人は、なおさらです。**40歳を超えてからは、メラトニンの減少を補うこと、体内時計を調整しやすい生活リズムを心がけることのふたつが、質の高い睡眠やスッキリした寝起きに欠かせません。**

## メラトニンの分泌と年齢の関係

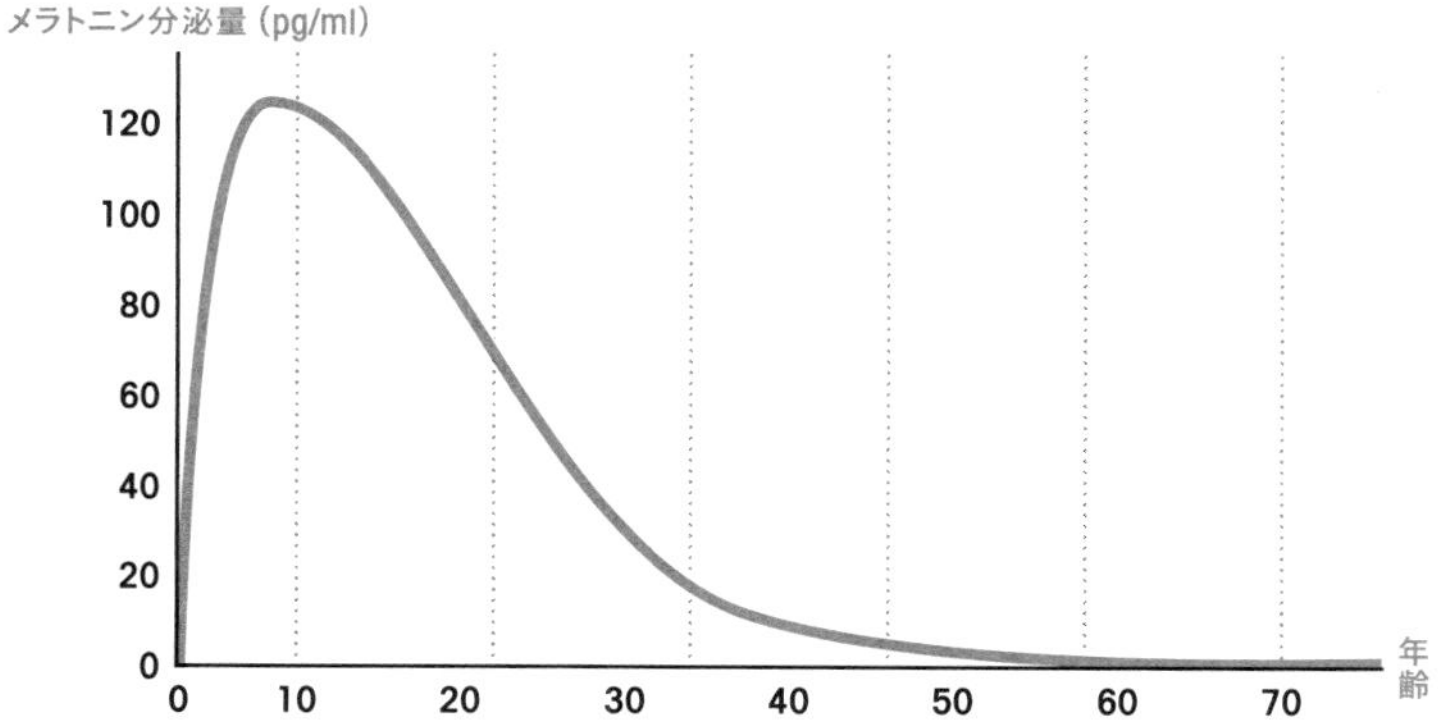


メラトニンの分泌量は、子どものときにピークに達する。20歳前後で、ピーク時の半分ほどになる。高齢者は微量しか生成しない。

059

# 不安を抱えていると早起きになる

「年を取ると早起きになる」という話はよく聞きます。実際に、若いときより早起きになったかどうかを中高年に聞いたところ、7割以上の人が早起きになったと答えたという調査があります。長年の研究によって、年を重ねると早く目が覚めることは証明されているのです。

人はなぜ加齢とともに早起きになるのでしょうか？ まず考えられる要因は、日中の活動量の低下です。起きているときにあまり活動せずに疲労が少なければ、心身の回復のために必要な時間も少なくて済むのです。とくに仕事をリタイアすると、大きく社会的な活動量が減り、眠りが浅くなったり短くなったりしてしまいます。次の要因として考えられるのが、脳の老化です。高齢になればなるほど、人は深いノンレム睡眠状態に入りにくくなります。また、58で紹介したように睡眠を整えるメラトニンの分泌も、加齢とともに減っていきます。交感神経が優位になりがちとなり、睡眠のリズムが変化しているのです。

さらに、将来的な不安などのストレスが、なんらかの影響を与えていることも考えられます。このストレスによる早期覚醒は、若い人にもいえることです。

睡眠のリズムが変わり眠りが浅くなると、ちょっとした刺激でも起床しやすくなり、物音や少しの温度変化だけでも目が覚めてしまうのです。尿意で目が覚めてトイレに行くと、そのあとは眠れなくなってしまい、結果的に早起きになってしまうこともあります。

060

# あまりに続く睡眠不調は睡眠障害を疑ってみる

**どうしても寝つけない、深夜に目覚めてしまう、そんなことが続くのであれば、睡眠障害の可能性があります。**

睡眠障害にもいくつかありますが、代表的なものが不眠症です。なかなか眠りにつけない「入眠困難」、夜中に何度も目が覚める「中途覚醒」、予定より早く目が覚めて眠れなくなる「早朝覚醒」、眠りが浅く熟睡した感じのない「熟眠障害」など、症状によりいくつかのタイプに分類されます。**うつ病を併発してしまう場合もありますので、甘く見てはいけません。**

また、過眠症も睡眠障害のひとつ。日中突然眠ってしまう「ナルコレプシー」は、大きなトラブルになることもあり、危険をはらんでいる睡眠障害です。

いわゆる時差ボケや交代勤務による心身の不調も、睡眠障害のひとつです。

## おもな睡眠障害

| 解説 | 症例 |
|---|---|
| **不眠症** | |
| 寝つきが悪い（入眠困難）、途中で目が覚める（中途覚醒）など | 慢性不眠障害、短期不眠障害など |
| **睡眠関連呼吸障害群** | |
| 睡眠時の異常な呼吸 | 閉塞性睡眠時無呼吸障害群、中枢性睡眠時無呼吸症候群、睡眠関連低換気障害群など |
| **中枢性過眠症群** | |
| 覚醒・睡眠中枢の異常により、日中に過剰な眠気が生じる | ナルコレプシー、特発性過眠症など |
| **概日リズム睡眠・覚醒障害群** | |
| 概日リズム（サーカディアンリズム）の異常による生じる睡眠障害 | 時差ボケ、社会的時差ボケ、睡眠相前進症候群、睡眠相後退症候群、交代勤務による障害など |
| **睡眠時随伴症群** | |
| 睡眠中に生じる望ましくない、異常な行動 | レム睡眠行動障害、錯乱性覚醒、睡眠時遊行症、睡眠時驚愕症、睡眠関連摂食障害、悪夢障害など |
| **睡眠関連運動障害群** | |
| 異常な感覚や筋肉の動きなど、常同的な運動に特徴づけられるもの | むずむず脚症候群、周期性四肢運動障害、歯ぎしりなど |

※国際分類では、1. 不眠症、2. 睡眠関連呼吸障害群、3. 中枢性過眠症群、4. 概日リズム睡眠・覚醒障害群、5. 睡眠時随伴症群、6. 睡眠関連運動障害群、7. その他の睡眠障害に分類されている。

061

# 熟睡不足があらゆる病魔を連れてくる

**睡眠時間と免疫機能・内分泌機能の働きは比例関係にあります。**睡眠時間が少ないと免疫機能が低下し、成長ホルモンをはじめとするさまざまなホルモンの分泌量が減ってしまうのです。

免疫機能が低下すると、病気になりやすくなるのはいわずもがな。例えば「がん」。ある研究では、**6時間以下の睡眠で、前立腺がんと乳がんの罹患リスクが増加**するということが明らかになっています。また、ハーバード公衆衛生大学院の研究チームが、「メラトニンの分泌レベルが高い男性は、低い男性より、進行性の前立腺がんを発症する割合が75％低い」といった発表もしています。これは、睡眠時に多くつくられるメラトニンに、性ホルモンの分泌を抑制する働きがあることと関係があります。

慢性的に睡眠不足の人が、糖尿病や心血管系疾患などにもかかりやすいことも明らかになっています。**糖尿病についていえば、睡眠時間が5時間以下の男性で、発症率が3倍にも上昇する**ことが発表されています。

また、睡眠障害が他の生活習慣病の発症リスクを高めるだけでなく、その症状を悪化させることもあります。

なお、成長ホルモンの分泌量が減ると、疲労が回復しづらくなったり、体の組織の修復機能が落ちたりするので、病気になりやすい体をつくることになります。病気になりたくなかったら、最低でも6～7時間は寝ること。これを肝に銘じてください。

062

# 熟睡はコロナ予防にもなる

十分な睡眠が、体内へのウイルスの侵入を100%防いでくれるわけではありません。でも、**しっかり寝ることによって免疫機能は高まりますので、ウイルスに感染する確率を下げてくれることは事実です。**そういう意味においては、「ウイルス対策になる」といってもいいでしょう。これにかんしては、具体的な研究事例やデータを知っていただくと、より説得力が出ると思います。

米国の睡眠にかんする研究機関が2015年に発表した、18〜55歳の健康的な男女164人を対象に行った実験結果によると、睡眠時間が短くなるほど風邪にかかりやすくなることがわかったそうです。風邪の発症をうながすウイルスを含んだ薬を5日間にわたって投与したところ、毎日の睡眠時間が6時間以上だった人に比べ、それ未満だった人は風邪の発症率が格段に高かったといいます。

インフルエンザについても、次のような研究結果が報告されています。1日4時間しか睡眠を取らない生活を4日間続け、5日目の朝にインフルエンザのワクチンを打ったグループと、ワクチンを打つ前も打ったあとも8時間睡眠を続けたグループを比較したところ、ワクチン接種から10日目のウイルス抗体の数値が、前者のほうが低かったというものです。つまり、睡眠不足が続くと体内でウイルス抗体がつくられるスピードが遅くなるということ。これは逆に、十分な睡眠を取っていれば、寝不足気味の人よりもインフルエンザにかかりにくくなることを意味します。

2020年は、新型コロナウイルスの流行によって、世界中が大混乱に陥りました。本書執筆時点では、いまだに特効薬やワクチンは開発されておらず、完治させる方法も解明されていません。しかし、風邪やインフルエンザと同じ理屈で、**しっかり寝ることはコロナ対策につながるといえます。**

出所："Behaviorally Assessed Sleep and Susceptibility to the Common Cold" Sleep. 2015 Sep 1;38(9):1353-9.2

063

# 高血圧を解消する睡眠のコツ

**睡眠不足の生活を続けていると、平常時の血圧は確実に高くなります。**なぜなら、寝ているときに副交感神経よりも交感神経が優位になりやすく、本来であれば休息モードに入るはずの身体が休まらず、血管も活発に動いてしまうからです。日中にダメージを負った血管は睡眠時に修復されるものなのですが、それができずに、血管がどんどん弱ってしまう。その積み重ねが、高血圧症をまねきます。

健康的な生活を送れていれば、日中は交感神経が働いて血圧は高い状態ながらも、夕方以降は副交感神経が優位になって徐々に血圧の数値は低下。睡眠中もその状態がキープされます。しかし、そこに睡眠不足という要因が重なると、寝ているにもかかわらず血圧が高くなってしまうのです。

## 睡眠時間と高血圧症の関係

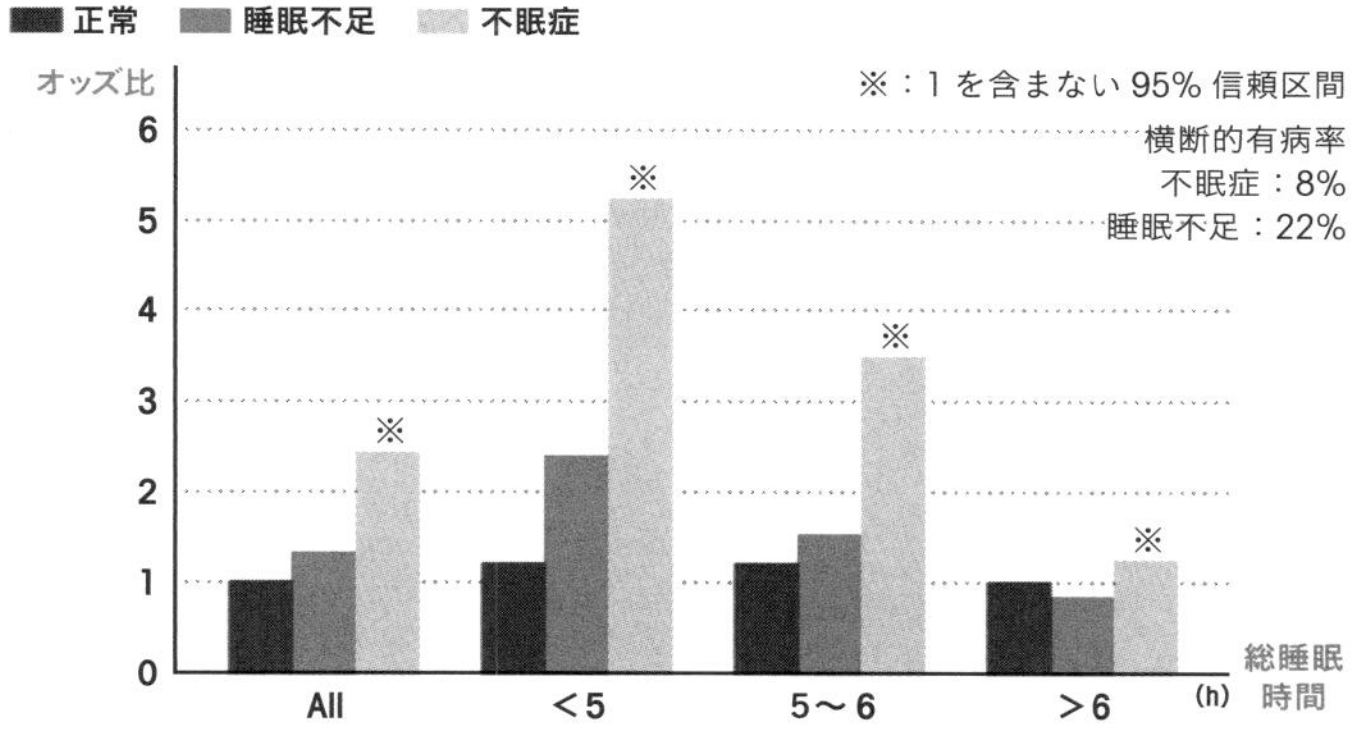


ペンシルバニア中部の20歳以上の男女1,741人を対象とした調査。対象者に不眠症の有無の確認、睡眠時間と血圧を測定し、睡眠と高血圧リスクの関係を横断的に調査。睡眠時間が5時間を切ると、高血圧症発症率が増加している。

出所：Vgontzas AN et al. Sleep 2009;32 (4) :491-497. より改変

わたしが実際に診たある患者さんは、睡眠時無呼吸症候群を発症し高血圧状態だったのですが、治療を行い、睡眠時間を2時間増やすようにアドバイスしたところ、半年後には血圧が上下ともに10下がり、動脈硬化も改善されました。

なお、寝るときのコツとして、あお向けに寝るのではなく、横向き寝をするようにしましょう。血圧の改善につながる可能性があります。ただ、左側を下にした横向き寝は心臓を圧迫するので、右側を下にしたほうがよいでしょう。

064

# 「眠つけない」はうつのシグナル

よく眠れてすっきり目覚めたときは、気分がよくなり、仕事にもやる気が出ることでしょう。仕事や交友関係で多少のストレスがあっても、睡眠によって十分に脳の疲労が回復できれば日常生活はうまくいきます。逆に睡眠不足や不眠が続くと、脳の疲れが回復しないため、精神的に不安定になりがちに。そして、不安や恐怖を感じやすくなり、イライラして怒りっぽくもなります。そのまま睡眠不足や不眠が続くと、心の不調をきたしてしまうことも。それが「うつ病」です。

アメリカで約８０００人を対象として行われた研究では、不眠症状のある人のうつ病になるリスクは、不眠症状のない人に比べて約40倍という結果が出ています。同じ研究で、調査後に不眠症が改善した人は、うつ病発症のリスクが不眠状態ではない人と同じくらいに下がることもわかりました。

うつ病はストレスなどのさまざまな原因から起きる心と身体の病気です。具体的な症状には、なにもやる気が起こらない、集中力が低下する、考えがまとまらない、ものごとへの興味をなくす、不安感が募る、食欲が止まらないなどです。このような例は、不眠症の症状とも似ています。うつ病を発症している人を調べたところ、80〜85%が不眠で10〜15%が過眠の傾向にあるという調査もあります。このように、**睡眠とうつ病には強い関係性があるのです。**

「ちょっと寝なかったくらいで死んだりしない」と甘く考えるのは危険です。不眠症は慢性化しやすい病気だからです。さらなる悪循環をまねいて、心身を蝕んでいくことにもなりかねません。

うつ病の初期症状として不眠が出現しやすいこともわかっています。**「なかなか寝つけない」と思うようになったら、いつの間にかうつ病になっている可能性もあるのです。**

065

# 熟睡が美肌を作る

良質な睡眠と美しい肌は切っても切れない関係にあります。言い換えれば、睡眠不足をはじめとする**睡眠の質の低下は、肌トラブルを引き起こす大きな要因になる**ということです。美しい肌を保ちたいのなら、よく眠ること。これは鉄則です。

質の悪い睡眠が肌トラブルを起こす理由はいくつも挙げられますが、いちばんは成長ホルモンの分泌を抑制してしまうことです。人の身体は、入眠から4時間以内に訪れる深睡眠のあいだに成長ホルモンが活発に分泌される仕組みになっており、肌細胞の修復や再生をうながしてくれます。しかし、睡眠時間が短いとその効果が望めません。よって睡眠不足が連日続くと、肌がカサカサになったり脂っぽくなったりしてしまうのです。かつては、午後10時から午前2時までの4時間を指す「ゴールデンタイム（シンデレラタイム）」に睡眠を取ると、もっとも多く成長ホルモンが分泌されるといわれてきましたが、今ではその常識は変わり、入眠時間を問わず4時間以内に深睡眠状態になれば十分に効果を得られることがあきらかになりました。肌の「老け」を防ぐなら年齢により必要な睡眠時間は異なりますが、20～50代であれば1日最低でも6時間半、毎日同じ時間に寝て、同じ時間に起きる生活リズムを心がけてください。

さらに女性の場合、**睡眠の良し悪しは成長ホルモンだけではなく、エストロゲンという女性ホルモンの分泌量にも深く関係してきます。**エストロゲンは、月経を起こしたり、丸みをおびた身体をつくったり、という女性らしさを形成するための働きに加え、肌の水分量や皮脂量などの調整役も担う大切なホルモン。それなのに、睡眠不足が重なると正常に分泌されなくなってしまうのです。

また、良質な睡眠を取ると人の身体は副交感神経が優位の状態になり、血行が良くなって、栄養補給や老廃物排出（デトックス）を行ってくれますが、睡眠の質が悪いとまったく逆の状態になってしまいます。交感神経のほうが優位になり、血管が締まって血流が悪くなるのです。それが、肌のくすみや目の下にできるクマの原因になることはいうまでもないでしょう。

066

# 熟睡不足が食欲を暴走させる

**睡眠不足や日々の体内リズムの乱れ（就寝時刻と起床時刻がバラバラ等）は、肥満を誘発します。ダイエットを心がけている人にとって、良質な睡眠はまさに必要不可欠な要素なのです。**

これにかんしては、世界中のさまざまな大学の研究チームが、実態を調査し、その研究結果を発表しています。

２００４年にアメリカのスタンフォード大学が行った、食欲をうながす「グレリン」というホルモンと、食欲を抑制する「レプチン」というホルモンの睡眠時の分泌量における調査によると、８時間眠った人に対し、５時間しか眠らなかった人はグレリンの分泌量が15％多かった一方、レプチンは逆に15％少なかったといいます。つまり、人の身体は睡眠不足の人ほどより食欲を感じてしまうシステムになっているのです。

さらに睡眠不足は、基礎代謝を上げる働きをしてくれる成長ホルモンの分泌も抑えてしまうので、それが消費カロリーの低下に結びつきます。食欲が旺盛になってしまうにもかかわらず、食べたものを効率良く消化してくれない体質を自らつくり上げていくことにもなるのです。

２００５年にアメリカのコロンビア大学が、32〜59歳の男女１万８千人を対象に、睡眠時間と肥満の相関関係についての調査を行った結果、平均７〜９時間睡眠の人に比べ、５時間の人は50％、４時間以下の人は73％肥満率が高かったという研究結果を発表しました。寝ないと太る。これは紛れもない事実です。

近年は、「ソーシャル・ジェットラグ（「社会的時差ボケ」）」と呼ばれる体内リズムの乱れが、肥満やメタボに大きく影響していると指摘されています。実際に、ソーシャル・ジェットラグ時間が長くなるほどＢＭＩ（体重と身長から肥満度を割り出した体格指数）が高くなるという報告もあるほどです。

出所："Short sleep duration is associated with reduced leptin, elevated ghrelin, and increased body mass index"PLOS Medicine.2004 Dec;1(3):e62.
"Inadequate sleep as a risk factor for obesity: analyses of the NHANES I" Sleep. Sleep. 2005 Oct;28(10):1289-96.

067

# 若くなりたければ「深睡眠」にこだわる

しっかり寝ることによって得られるプラスの効果を挙げればキリがありませんが、代表的なもののひとつに「成長ホルモン分泌の促進」があります。とくに多く分泌されるタイミングは、眠りについてから4時間以内に訪れる深睡眠のとき。これを実現させるためには、十分な睡眠時間を確保することと、夜中に途中で目を覚まさないための努力や工夫をする必要があります。

成長ホルモンの働きは多岐にわたり、どれもこれもが身体にいいことなのですが、そのなかにはもちろん、アンチエイジング効果も含まれます。成長ホルモンは肌代謝を活性化し、しわやくすみを発生しにくくするからです（⑥⑤参照）。

ほかにも、十分な睡眠はＡＧＡ（男性型脱毛症）の進行を抑制してくれることもわかっています（⑨⑤参照）。

068

# 睡眠はどんな仕事より優先させる

寝る時間を削って仕事をする。大間違いです。

生物から睡眠を奪うとどうなるか、動物で実験されたことがあります。ねずみを強制的に眠らせないようにすると、食事の量は増えますが体重は減少し、体温が低下して数週間後に死んでしまいました。ただし、死因は特定できていません。

道理的にも人では同じ実験はできませんが、不眠状態を続けた世界記録がありま す。1964年にアメリカの男子高校生が264時間12分（11日と12分）眠らなかったのです。高校生の症状は倦怠感からはじまり、誇大妄想、幻覚、言語障害、極度の記憶障害などが現れたそう。それこそ、簡単な計算もできないほどでしたが、15時間ほど睡眠を取ったあとは正常に戻り、なんの障害も残りませんでした。とにかく睡眠時間を削るのは危険な行為です。睡眠はどんな仕事より優先させてほしいです。

069

# 大事な仕事は午前中にするべし

人間の脳は基本的に「起きてから時間が経過するほど働きが鈍くなる」ものです。さすがに起きた直後はまだエンジンが十分に回っていない状態ですが、しばらくすると一気にピッチが上がって、活発に働きはじめます。**そのピークがくるのは意外に早く、起床から約4時間後。**午前7時に起きる人なら、午前11時前後がピークです。

良質な睡眠を取った翌朝には、ドーパミンというホルモンが脳内にしっかりチャージされた状態となります。ドーパミンはやる気や集中力、幸福感などを高める効果のある神経伝達物質で、日中のエネルギッシュな活動の源ともなるもの。起床からしばらくすると、活発に働きはじめます。

そしてドーパミンからは、交感神経の活動を高める効果のあるノルアドレナリンが生成されます。この働きによって積極性が高まり、血圧や心拍数が上昇。日中の活動に適したコンディションとなるわけです。

脳のパフォーマンスは午前中にピークを迎えて、そこからはなだらかな坂道を下るように、ゆっくりと下降していく。そう前提に考えると、**重要な会議などは、集中力だけでなく積極性や決断力も高まる午前中にやったほうがいいでしょう。**

結婚や転職、不動産のような大きな買い物といった「自分の将来を左右するような重要な決断」も、最終的なジャッジは午前中がいいかもしれません。重要な案件であればあるほど、頭が冴えている午前中に片づけるようにすべきでしょう。

重要性や緊急性が高く、思考力や決断力が要求される用件から順番に片づけていくのが、もっとも効率がいい「1日のワークフロー」です。朝からメールチェックをして、いつの間にか午前中が終わるというのは、あまりいい仕事の方法ではないといえますね。

070

# 危険な寒さは屋内での凍死を招く

身体の表面ではない、内臓など内部の体温である深部体温。深部体温が高ければ活発になり、低くなれば眠くなるというのは人間の基本的なメカニズムです。

この変動に深く関係しているのが、睡眠ホルモンであるメラトニンです。夜になると多く分泌されて深部体温を下げ、それにつれて眠気が訪れます。朝になって太陽光を浴びると、脳からの指令で分泌がストップ。自然と目が覚めて深部体温が上昇を開始し、日中は高めのまま推移するというのが、深部体温の決まったリズムです。

**深部体温が、危険なほど低くなった状態を「低体温症」といいます。屋内での死者も多数でています。**極端に寒い部屋などにいると、知らず知らずのうちに深部体温が下がります。突然死のリスクすら可能性あります。いわゆる「凍死」です。室温管理にはくれぐれも注意してください。

071

# 夢はただの脳の情報処理の副産物

夢の研究は古くからなされており、そのなかでもフロイトが試みた心理学的なアプローチは有名なものとして知られています。しかし、現在でも夢の仕組みについては十分に解明されていません。

ただ、脳はレム睡眠中に視覚・情動・記憶などの処理活動をしており、目覚めたときに覚えている夢はレム睡眠中に見たものということはわかっています。このことから「夢は脳が記憶の情報処理（メンテナンス）をしているあいだに現れる映像・信号ではないか」という考察がされています。

できることならいい夢を見て、毎日心地よく目覚めたいものですが、夢を意識的にコントロールすることは難しいのが現状です。今後の解明に期待しましょう。

PART 5

# 就寝中の悩みの解決策

072

# いびきは寝る向きを変えるだけで改善する

いびきは、呼吸時に出入りする空気が、のどや鼻などの気道が狭くなっているところを強引に通過する際に音となって発生する物理的な現象です。生まれつきあごの骨の小さい人、舌やのどちんこ（口蓋垂）の大きい人、扁桃腺の腫れやすい人は、総じて気道が狭くなりがちなためいびきをかきやすく、そこに肥満が加わると、よりいっそう拍車がかかります。太ると身体のいたるところに脂肪がつくわけですが、首（気道）まわりにも脂肪がつきます。

いびきを治すためには、気道を広げること、あるいは狭くならないように策を講じることが必須です。完全に治らずとも必ずいびきの症状は改善されます。しかし、太っている人に「いびきを治すためにやせましょう」といっても、簡単にはいきません。

手っ取り早いのは、睡眠時に横向きに寝る方法です。寝ているときは全身の筋肉が弛緩するのですが、あおむけの姿勢だと弛緩した舌がのどの奥に落ちる舌根沈下《ぜっこんちんか》という現象をまねいて、気道の狭小化を促進します。横向きに寝れば舌根沈下が起こりにくくなり、いびきの回数も音量も圧倒的に下がっていく傾向にあるのです。わたしはこれまで、横向きに寝ることによっていびきが劇的に改善した人を何人も見てきました。横向き姿勢の睡眠は、いびきの特効薬になり得るのです。入眠後は姿勢をキープするのが難しいので、抱き枕を活用するのがおすすめ。寝ているときでも無意識のうちに横向きの姿勢をとりやすくなります。

それ以外には、口や鼻に貼る医療用のテープも効果的。いびきは口呼吸が主体になると起こりやすいのですが、これらのテープを使って鼻呼吸せざるを得ない状況を意図的につくるのです。

なお、いびきに無呼吸が合併していると、睡眠時無呼吸症候群の可能性があります。あくまでも睡眠時無呼吸症候群と診断されＣＰＡＰやマウスピースなどの治療が開始するまでの方法というのは覚えておいてください。

073

# 夜中に頻繁に目が覚めるときは「この病気」を疑う

夜中に頻繁に目が覚めてしまうという悩み。考えられる原因はいくつかありますが、最初に挙げられるのは加齢です。人は年を取ると日中のエネルギー消費量が減るようになり、それにともなって身体が求める睡眠時間も少なくなります。加齢とともに睡眠ホルモンのメラトニンの分泌量が減ることも、多分に影響しているでしょう。年を取ることは止められませんので、日中に適度な運動をして身体に負荷をかけたり、トリプトファンを豊富に含んだものを摂るなどして対処してください。

それ以外では、寝る直前の水分のとり過ぎによってトイレが近くなること、ストレスやイライラが溜まっていて睡眠中に交感神経が優位になってしまうこと、高血圧などが挙げられます。

そして、**睡眠時無呼吸症候群です。**これは、眠っているあいだに呼吸が10秒以上止まったり止まりかけたりする状態が、起きるまでに何度も繰り返される病気で、**重度の症状になると突然死のリスクを高めます。**睡眠時無呼吸症候群は循環器系の疾患をもたらすため、症状が進むと血行がどんどん悪くなり、高血圧状態が続いて脳卒中や心臓疾患を引き起こしやすくなります。さらには、糖尿病など代謝系疾患の発症要因になるという報告もあります。

**睡眠時無呼吸症候群を発症している人は、息苦しさを感じるのはもちろんのこと、口呼吸が主体になるためのどの渇きも感じやすくなります。**つまり、息苦しさとのどの枯渇感によって夜中に目が覚めるという現象が起こるのです。夜中に目が覚めたときにのどがカラカラになっていることが多い人や、家族にいびきがうるさいとよく指摘される人は要注意です。

074

# 悪夢を繰り返す場合は医師に相談する

人は眠ると夢を見ます。その内容は千差万別で、ときには悪夢を見てしまうことがあるかもしれません。なかには「悪夢で目が覚めた」という経験のある人もいるでしょう。一度の悪夢でも気分のいいものではありませんが、繰り返し見ると不安や恐怖を感じてしまうこともあるでしょう。

**ひどい場合には悪夢障害を発症させてしまう可能性もあります。**悪夢障害は睡眠障害の一種で、悪夢を繰り返し見ることによって睡眠が妨げられ、日常生活に支障をきたすものです。

夢を見やすいのは眠りの浅いレム睡眠のときです。浅い眠りで目が覚めやすくなっているので、悪夢を見ると覚醒してしまいます。問題なのは夢の中身より、悪夢によって睡眠が妨げられてしまうことです。睡眠中に何度も目覚めてしまうと、日常生活のパフォーマンスの低下をまねくことはいうまでもないでしょう。日中に強烈な眠気が襲ってきたり、集中力や認知力が下がります。また、イライラや不安感が募り対人関係に悪影響が出ることも考えられます。さらに、眠ること自体への恐怖を感じるようになると深刻な症状です。

ところで、なぜ人は悪夢を見てしまうのでしょうか？

そもそも夢は、見聞きした情報を脳が整理する過程を再生するものです。意識無意識を問わず、自分の体験したことの断片をつなぎ合わせたストーリーを脳が見ているといわれます。つまり、悪夢も同じようにストレスを感じた体験を再生しているだけなのです。ですから、悪夢を見たからといって深刻に悩む必要はありません。ただ、悪夢が持続的で頻繁に繰り返す場合は、メンタル面でうつ病や不安障害などを抱えている可能性があります。また、ＰＴＳＤ（心的外傷後ストレス障害）患者の多くはトラウマに関連した悪夢に悩まされることがあります。**長期にわたって悪夢に悩まされている場合は、医師に相談しましょう。**

075

# 過剰な寝汗は危険のサイン

発汗とは、暑いときに蒸発する気化熱で体温を下げる機能です。ですから、空調の調節が悪く、暑過ぎると、当然寝汗をかきます。

また、眠りの仕組みによって汗をかくこともあります。人は深く眠るときに、深部体温を下げます。眠るときには暖かくしないと眠れませんが、逆に内臓など身体のなかの温度が下がらないと、ノンレム睡眠が深くならない仕組みになっています。だから**深部体温を下げるために発汗が伴い、寝汗となるのです。**

こうした寝汗はほんのわずかで、パジャマやシーツがグショグショに濡れてしまうほどの量ではありません。ただし、風邪もひいていないのに発汗が多かったり、寝汗のある日が続いたりする場合には、体調になんらかの問題があります。

あまり心配する必要がないのは多汗症の場合。多汗症とは、緊張やプレッシャーが原因で汗をかきやすくなる症状で、おもに起きているときに症状が出るのですが、まれに怖い夢などを見たときに、夢のせいで身体が緊張し、寝汗となって過剰に汗をかいてしまうことがあります。

また、甲状腺機能亢進症や、女性に多い更年期障害など、ホルモンバランスの乱れによるケースも考えられますが、近年とくに増えていると考えられるのは、**自律神経の不調が寝汗に現れるケース**です。睡眠時無呼吸症候群により自律神経不調が起こる可能性もあります。

そんな人にとっての**発汗は危険を知らせるサインなのかもしれません。**思い当たるフシがあったら、まずは身体の不調ということで内科などに相談してみるといいでしょう。

076

# 寝ているときに何度もおしっこがしたくなるのは「ホルモン」に問題あり

夜中に排尿のため起きなければならないことを夜間頻尿といいます。日本泌尿器科学会によると、40歳以上の男女の約４５００万人が、夜間1回以上は排尿のために起きているそうです。夜間頻尿は加齢とともに頻度が高くなり、睡眠に支障が出てしまう症状です。

健康的な人の**夜間頻尿の原因は、おもに多尿と膀胱容量の減少です。さらに睡眠障害との相関関係**で睡眠中にトイレに起きてしまうこともあります。

**夜に多尿になるのは、体内時計が狂うことから起きます。**体内時計が正しく働けば、夜になると抗利尿ホルモンがたくさん分泌され、尿をつくるのを抑制してくれます。ところが、体内時計が狂うと抗利尿ホルモンの分泌が抑制され、夜中も日中と同じように尿がつくられるため、起きてトイレに行くことになるのです。また、高血圧、うっ血性心不全、心機能障害などの疾患で多尿になることもあります。睡眠時無呼吸症候群による自律神経失調により起こることも。

膀胱容量の減少はおもに加齢によるものです。若い頃は膀胱に伸縮性があり、膀胱が伸びて尿をたくさん溜められます。しかし、年を取ると膀胱が硬くなり、尿を溜められる量が減るのです。膀胱が過敏になる過活動膀胱も膀胱量減少の要因になります。過活動膀胱は、尿が少ししか溜まっていないのに膀胱が勝手に収縮し、尿がいっぱい溜まったと勘違いしてしまう病気です。前立腺肥大症、脳卒中、パーキンソン病などから起こります。

加齢がおもな原因の夜間頻尿なら、生活リズムの改善が必要です。それでもよくならなければ医療機関に相談してください。病気が原因の夜間頻尿は、基礎疾患の治療が欠かせません。過活動膀胱では、膀胱の勝手な収縮を抑える薬剤が有効です。

077

# 大半の寝言は心配無用

まず知っておいてほしいのは、**寝言の大半が危険なものではないということ**。まれに、睡眠障害の一種であることもありますが、ほとんどの場合は気にすることはありません。

そもそも寝言をいうのはなぜでしょうか？　寝言をいっているという自覚のある人は少なく、家族などから知らされることが多いでしょう。そのためなぜ寝言をいうのか、はっきり特定できないのが実情です。

睡眠中はレム睡眠とノンレム睡眠が繰り返されていますが、寝言はレム睡眠のときに多く見られます。レム睡眠のときは眠りが浅く脳は活動しているため、寝言を発しやすくなっていると考えられるのです。

**寝言で問題になるのは睡眠時随伴症（パラソムニア）の場合**です。睡眠中に生じる寝ぼけ、夜尿、歯ぎしり、悪夢などの望ましくない現象を総称して睡眠時随伴症と呼んでいて、いわゆる夢遊病もこれにあてはまります。なかでも、睡眠中の大きな声での寝言や奇声は、レム睡眠行動障害と呼ばれていて問題ある症状です。悪夢を伴っている場合がほとんどで、身体を大きく動かすこともありますが、10分ほどで治まるので、危険な行動がなければ見守りましょう。レム睡眠行動障害はレビー小体型認知症やパーキンソン病に合併することもあるため、症状が継続している場合は、専門医受診もおすすめします。

極端に頻度の多い寝言や危険な寝言を改善するには、快眠できる環境を整えることです。ぐっすり眠れるように室温を調整したり、自分に適した寝具に替えたりしてみてください。食生活の見直しや運動不足の解消などの、生活習慣の改善も有効かもしれません。

078

# 寝ているときに足がつる人は水分をうまく取る

ふくらはぎの筋肉が突然つり、激しい痛みを伴うことを一般的に「こむら返り」といわれています（医学的には「筋クランプ」）。健康な人でも、激しい運動のあとや長時間の立ち仕事のあとに起こることがあります。夜間のこむら返りは高齢者では高い頻度で起こり、多くの人が経験しているといわれています。

原因はさまざまですが、ひとつは水分不足です。睡眠中は汗を多くかくので脱水傾向にあります。さらに身体をあまり動かさないので、血行もよくありません。この状態で寝返りを打って筋肉に刺激が加わると、筋肉が暴走してこむら返りが起こることがあるのです。**予防するには、ストレッチや適度な水分補給をすることです。**ただし、水分の取り過ぎは、トイレが近くなる可能性がありますので、飲み過ぎないようにしてください。

079

# 寝相が悪い人には羽毛ふとん

人は寝てるとき一晩で平均して20〜30回寝返りを打ちます。睡眠中は、筋肉や内臓の同じところに負担がかからないように、寝返りを打つことはとても重要です。ですから、寝相が悪いこと自体は不健康なことではありません。ただ、あまりにも寝相が悪い場合は睡眠時無呼吸症候群の可能性があります。一般的にあおむけ寝は無呼吸になりやすいのですが、睡眠中に無呼吸になると、息苦しさを感じて体位を変えようとして大きく動き、寝相が極端に悪くなってしまうことがあります。

寝相の悪さを改善するには、自分に合った寝具を整えたりしてみてください。朝起きたときにふとんから出てしまっているような人は、身体にフィットしやすい羽毛ふとんを使用するといいかもしれません。

080

# 1人暮らしで自分の睡眠状態がわからない人におすすめの方法

快眠アイテムの分野にも、近年ではAI（人工知能）技術が駆使された、**「スリープテック」と呼ばれるワンランク上の製品**が進出してきました。

ヘッドギアタイプやアイマスクタイプのウエアラブル機器（装着、着用できるコンピューター内蔵機器）は、寝る際に身につけると、脳波の測定などにより情報を感知し、連動するアプリに情報が蓄積され睡眠診断が行われます。装着時には眠りに適した音楽が流れ、睡眠の深度によって音量が調節されるタイプのものもあります。スポーツウォッチタイプの製品は、内蔵センサーで手首から心拍を中心とした情報を収集・解析するもの。頭に装着するのが苦手という人向きです。

一方、ウエアラブル機器以外ではマットやふとんの下に入れるタイプの製品も。こちらも搭載されたセンサーにより、睡眠をモニタリングし、睡眠の質だけでなく、体調の変化、疾患などの検知も可能。スマートライトとの連動で、睡眠の深さに合わせた明かりの調節をしてくれるタイプのものもあります。

スマホアプリでもいびきなどの音をモニタリングし、眠りの様子やいびき対策などを知らせてくれるものがあります。

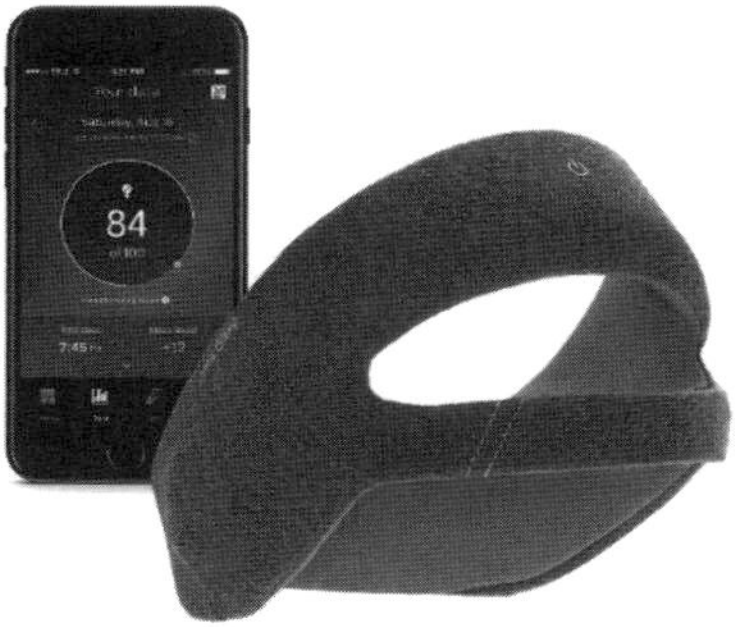


フィリップスの「SmartSleep ディープスリープ ヘッドバンド」。脳波から睡眠段階を検出。深い睡眠時にオーディオトーンを流し、深い睡眠の質を高める。

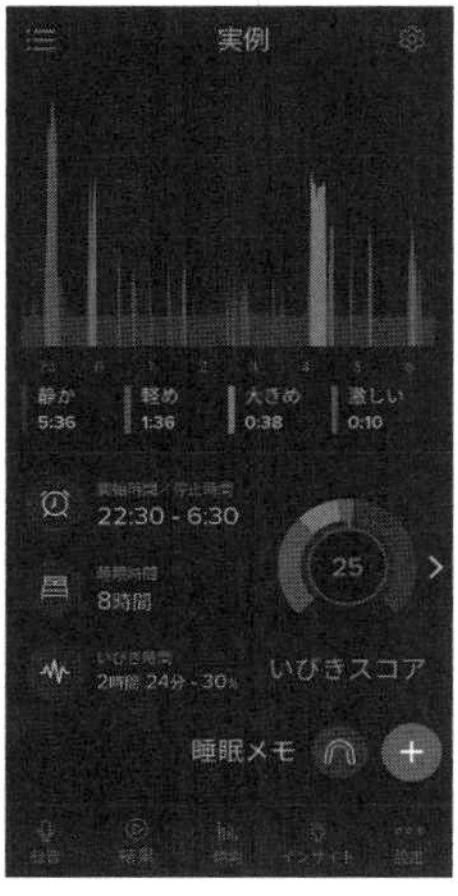


「いびきラボ - いびき対策アプリ」(Reviva Softworks)。いびきの録音、対策情報の提供などさまざまな機能がある。

PART 6

# 睡眠ファーストの実現とさらなる睡眠の教え

081

# 睡眠ノートで仕事のパフォーマンスがこんなに上がる①

睡眠習慣を変えるのは簡単なことではありません。仕事や家事などやるべきことに追われるだけでなく、寝る直前になってお酒を飲んだりテレビ番組を観たり……。「まずい。そろそろ寝ないと明日に響くな」というふうにベッドにもぐり込むもの の、ダラダラとスマホを眺めてしまう。睡眠時間の確保を十分に意識しないと、いつまでも睡眠習慣は変わることもなく、睡眠負債も蓄積されていくだけです。

そこで**提案したいのが、「睡眠ファースト」という考え方**。多くの人は、睡眠以外のことを中心にスケジュールを立て、睡眠時間は「調整弁」のようにしています。しかし睡眠ファーストは、それを逆転させ、1日のスケジュールで最初に睡眠時間を決め、そこからほかのスケジュールをつくるという考え方です。

「えっ、そんなこと無理では？」とお思いですか？　みなさんの1日が忙しいことはわかっています。しかし、睡眠不足は気づかないうちに確実に健康をむしばみ、人生をもむしばんでいます。それもこれも、睡眠時間をないがしろにした「睡眠ラスト」の生活に起因するものです。これを機に、睡眠ラストではなく、睡眠ファーストに頭を切り替えてみましょう。

睡眠ファーストを実現させるために、ノートを使った習慣化の方法を紹介します。やることはとてもシンプルです。基本は、毎日寝る時間と起きる時間を書き込むだけ。たったこれだけのことですが、毎日書き込みすることで、より睡眠を意識した行動を取るように、生活は少しずつ変化していくはずです。心理学に、「カラーバス効果」というものがあります。これは、特定の色を意識すると、自然とその色のものばかりが目についてしまうという効果。脳は意識することで、より敏感に反応できるようになるのです。睡眠ノートでは、記録して視覚化することで脳に働きかけます。

睡眠ノートに、実際の就寝、起床時間も記録するとより効果的です。生活の問題点を認識し、生活全般の自己管理能力にもつながるでしょう。

# 睡眠ノートの書き方

**ノートはどんなものでも結構です。**
**1週間1ページという前提で、横書きで使用します。**

## 基本はこれ　目標の記入

●／●　（月）　23時　→　6時

●／●　（火）　23時　→　6時

就寝目標　起床目標

朝（なるべくお昼までに）、日付、その夜の「就寝時間」と明日の「起床時間」を記入する（基本はこれだけ）。

## できれば　結果も記入

その夜の目標を記入するタイミングで、実際の「前夜の就寝時間（自分が認識できる範囲で）と、「起床時間」も記入します。睡眠時間も記入してもよいでしょう。

●／●　（月）　23時　→　6時　　1時　→　6時（5時間）

A社プレゼン、準備万端。新機軸が喜ばれるはず。絶対ビックリするぞ。
今日は残業なし、寄り道なし18時帰宅！

●／●　（火）　23時　→　6時

その日に、やりたいことや目標なども記入すると、モチベーションアップにもつながり、生活に活力を与えます。睡眠習慣を実現するために、どういう工夫をして過ごすか、といったことを書き込んでもよいでしょう。忙しくて時間のない場合は、無理に書く必要はありません。

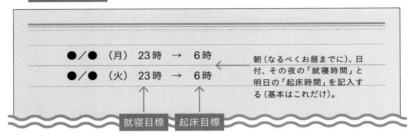

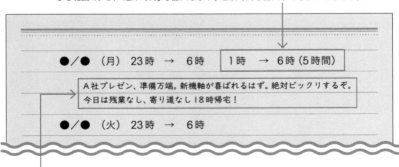

# 睡眠ノートを使った振り返り

**1週間を終えたら、振り返りをしましょう。**
**より効果的に、睡眠習慣を変えられます。**

| | | 目標 | 結果 |
|---|---|---|---|
| ●／● | 月 | 23時 → 6時 | 1時 → 6時（5時間） |
| ●／● | 火 | 23時 → 6時 | 2時 → 6時（4時間） |
| ●／● | 水 | 23時 → 6時 | 0時 → 7時（7時間） |
| ●／● | 木 | 23時 → 6時 | 1時 → 7時（6時間） |
| ●／● | 金 | 23時 → 6時 | 23時 → 6時（7時間） |
| ●／● | 土 | 23時 → 6時 | 0時 → 6時（6時間） |
| ●／● | 日 | 23時 → 6時 | 1時 → 6時（5時間） |

・目標就寝時間を達成できたのは1日のみ。
・×日は何軒も飲みに行ってしまい、寝る時間も遅くなった
・×日と×日は、疲れていたせいか、二度寝した。
・嫌な夢を見ることも多い。ストレスかな？
・6時間はしっかり寝たい。
・来週からは0時にはベッドに入るようにしよう。

結果も記入しておくと、振り返りの際にも役立ちます。

振り返りの内容は、

□自己評価
□達成できてない場合の、理由の考察
□次週に向けての意気込み、改善点

いずれも箇条書きで、シンプルなもので結構です。必要以上に考え、時間を使う必要はありません。

082

# 睡眠ノートで仕事のパフォーマンスがこんなに上がる②

「睡眠ノート」については、実際のノートを使った方法を紹介しましたが、みなさんが普段使っている手帳に記録してもかまいません。ウェブカレンダーでもいいでしょう。寝る時間と起きる時間を目標として書き込むこと。それ自体が大事なのです。

睡眠ファーストでは、1日の24時間から、自分で決めた睡眠時間を引いた残りの時間を、仕事や家事などやるべきことに配分していきます。ダイエットなどと同様に、すぐに実現できないかもしれません。ただ、**毎日の生活のなかで連続したもっとも長い時間を占めるものが睡眠であり、睡眠時間次第でほかの活動のリズムも決まります。**

知らず知らずのうちに、徐々に習慣化が進み、みなさんは睡眠ファーストの数多くのメリットを享受できるようになっていくことでしょう。

# 手帳の書き込み方

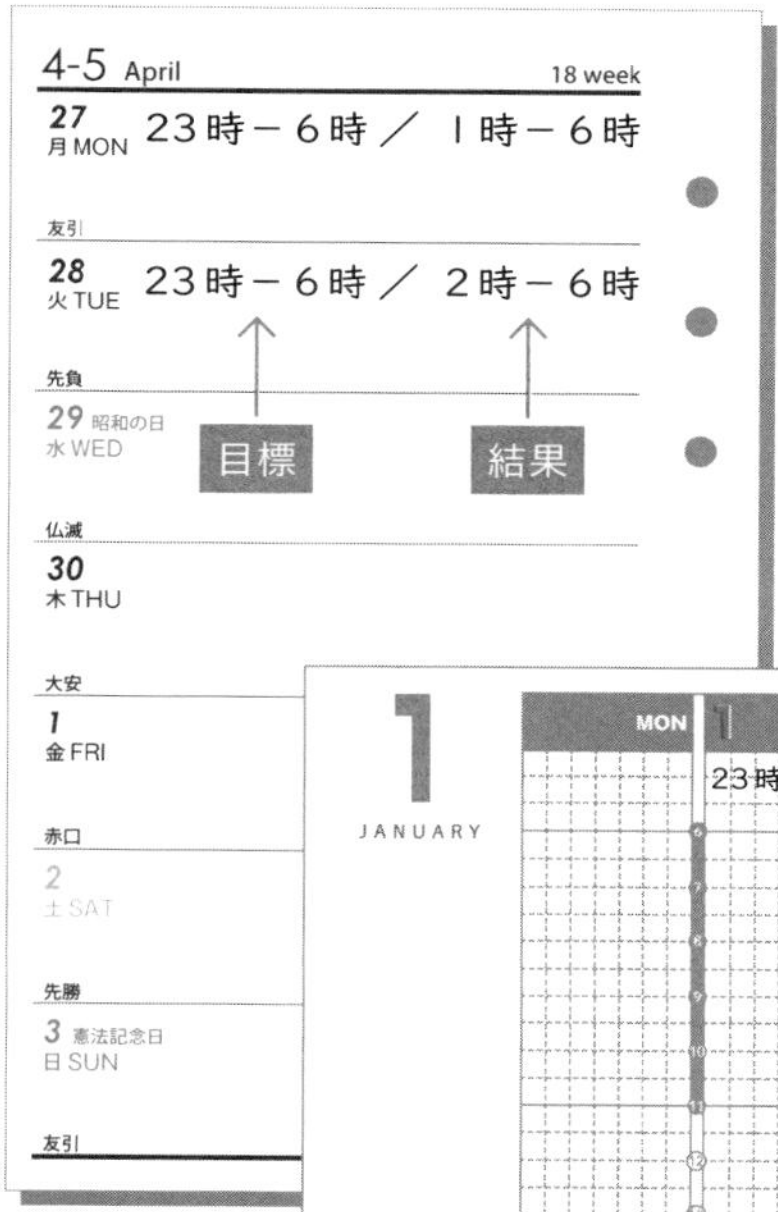


ノートの場合と同じく、その夜の目標「就寝時間」と明日の「起床時間」を記入します（振り返りのため、結果も書くといいでしょう）。スペースが限られているので、よりシンプルに。ただ、他の予定よりも目立つように記入することがポイントです。

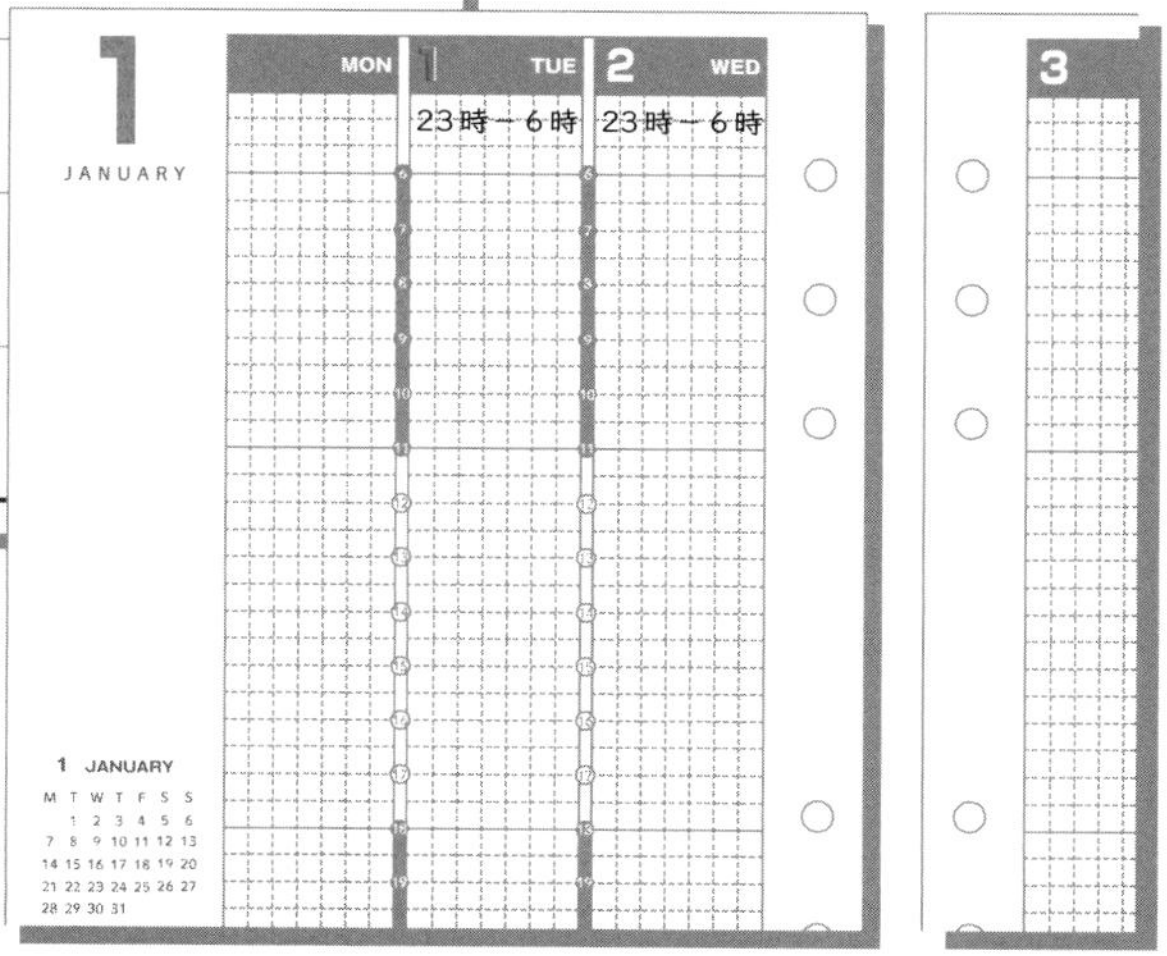


## 1日のタイムラインが表示されているタイプ

こうした手帳の場合、1日のスケジュールは把握しやすいですが、「睡眠ファースト」ではなく、「睡眠ラスト」として設計されており、睡眠時間をスケジュールとして記入しづらいです。ですから、目立つ場所に、目標を書くというふうにしてください。

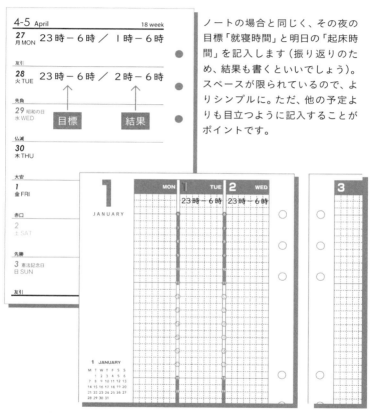

# ウェブカレンダーの書き込み方

Googleカレンダーなどウェブカレンダーはスマートフォンとパソコンで同期させることもできます。また、画面の表示スタイルもカスタマイズができるため、非常に使い勝手が良いです。

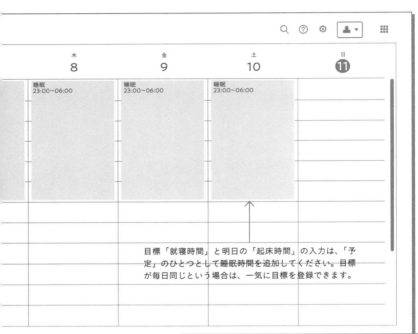

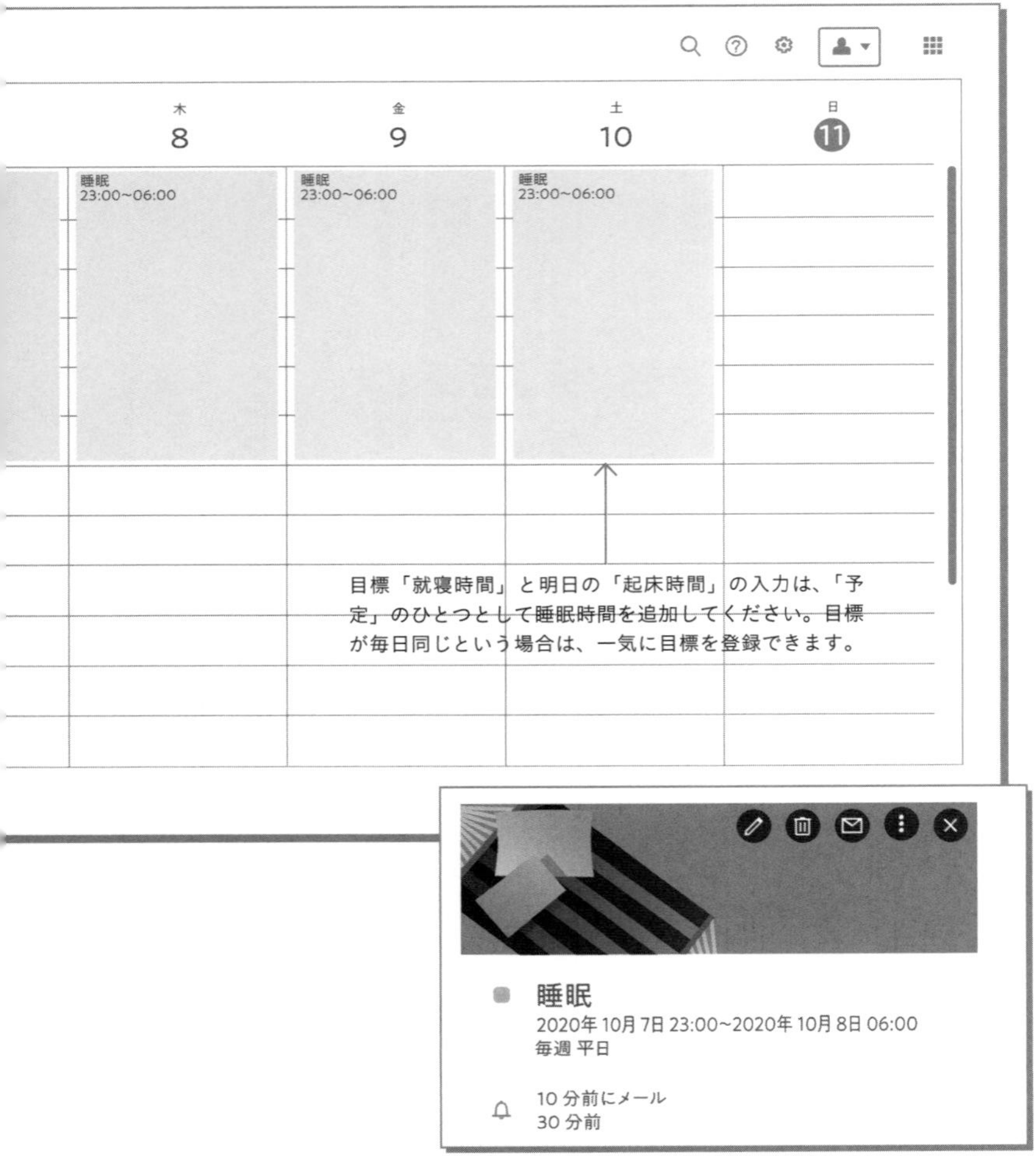


※Googleカレンダーの画像はパソコン版。週表示。

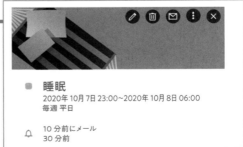

## 通知機能を活用する

ウェブカレンダーでは予定を設定すれば、メールなどでアラート（通知）がくるように設定できるものも。就寝前のスマートフォンは望ましくありませんが、ついテレビなどを観て夜更かしをしてしまうという人の場合は、こうした機能を使うのも手でしょう。その場合、目標の30分ほど前に通知を設定するなどしてください。

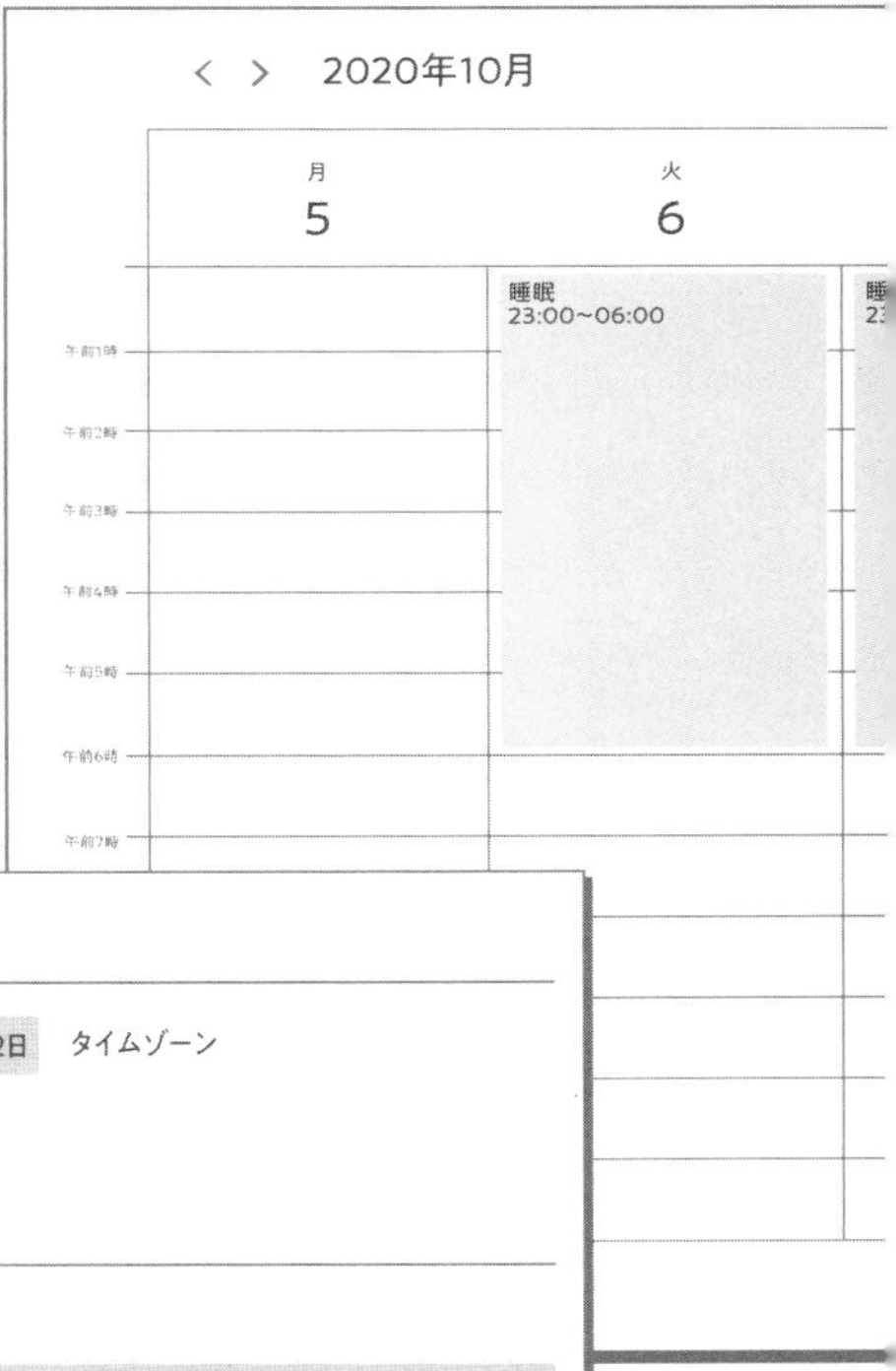


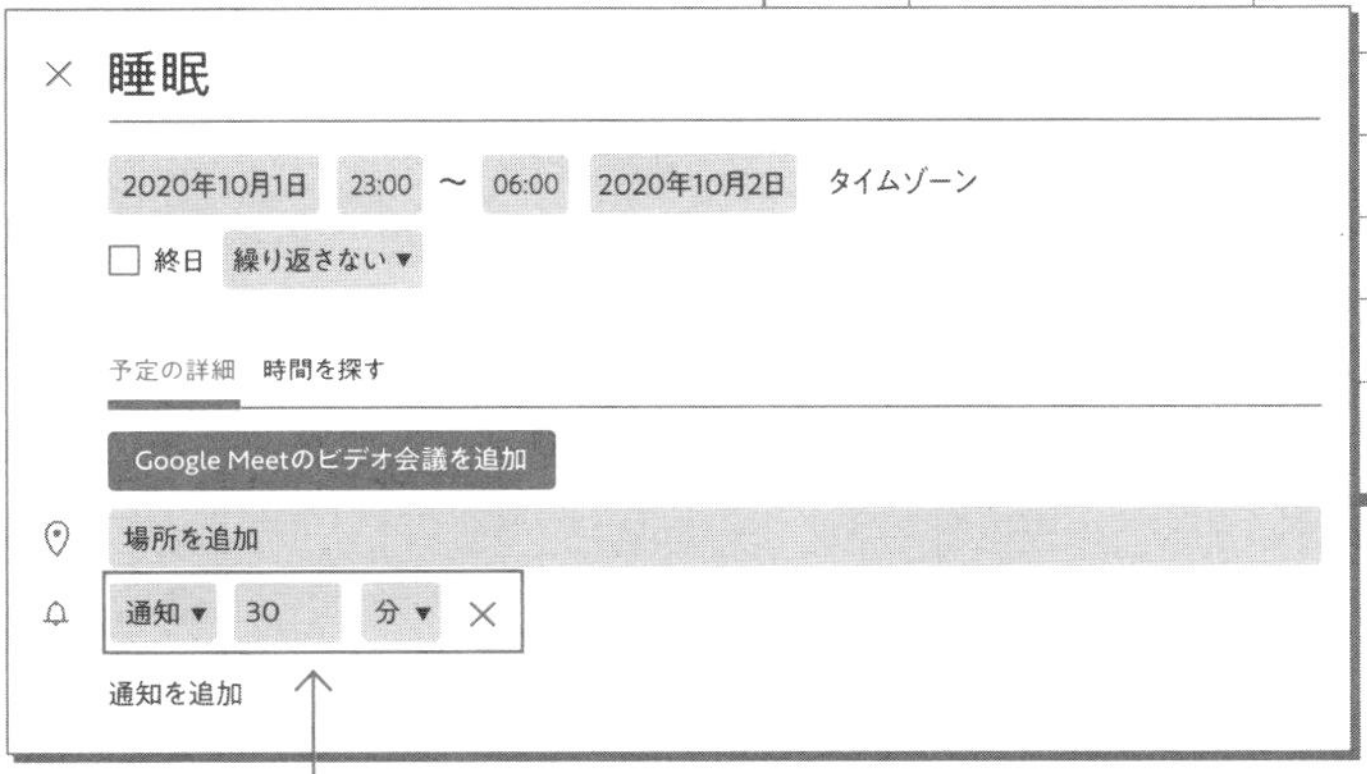


メールまたはスマートフォンの通知を設定できます。寝る前スマホは避けたいですが、あまり早くに通知を設定しても、「まだ就寝まで時間がある」と思うだけですので、30分程度が無難でしょう。

083

# 睡眠負債は、その週内で返済する

(81)で紹介した睡眠ファーストを意識した生活習慣を送ることが、なによりも理想的です。しかし、現実問題として、残業で遅くまで仕事をし、帰宅後に食事や入浴など必要最低限の生活時間をすごすと睡眠時間がズレ込むこともあるでしょう。また、会社の仲間との飲み会や得意先との接待で、「午前様」ということもあるかもしれません。

また、「遅くまで仕事をすること（徹夜を含む）」を、美徳のように思っている人もいます。仕事を多数抱えている人、責任感の強い人ほど徹夜をしてしまいがちです。

一般的に人間に必要な1日の睡眠時間は、約6〜7時間といわれます。仕事がある平日なら、23時に眠りに入り朝6時に起床すれば7時間の睡眠を確保したことになります。しかし、残業などでこの7時間という睡眠時間が減り、睡眠負債が発生したならば、その週のうちに返済するよう生活を調整しましょう。

では、どのように調整をするか？

例えば、前日1時間睡眠を削ってしまったら、翌日はちょっとでも早く帰り、不足した1時間の睡眠を取り戻すこと。つまり、プラス1時間長く眠るのです。これでプラスマイナスゼロになります。

同様に、週の前半で連続して睡眠時間が不足したら、週の後半にちょっとだけ長寝して調整します。ただし、長くても2時間以内にしてください。それ以上多く眠ると、今度は生活のリズムそのものが乱れてしまいます。たまった睡眠不足の返済は、1週間のあいだに30〜60分程度の範囲でゆっくり時間をかけてしていきましょう。休憩時間の15分程度の昼寝も効果がありますので、積極的に取り入れてください。**睡眠負債は、できるだけその週内で返済するようにしてください。**

084

# 夜勤の日は睡眠薬を使うのもアリ

トラックのドライバーや医療関係者など、昼勤と夜勤が繰り返される職業がありま す。１日が「朝の太陽光を浴びて起床」からスタートしないので、体内時計がうまく 調整できません。自律神経の働きなどに狂いが生じて、さまざまな病気の発症リスク もおのずと上がってしまいます。

例えば「がん」もそうです。睡眠リズムが不規則になりがちなフライトアテンダン トや看護師の女性は、乳がんの有病率が高いとされています。男性だと前立腺がんの 有病率が高まり、輪番の交代勤務者だと通常の3倍にも増えるとの報告があります。

これは、体内時計の乱れによりメラトニンが十分に分泌されなくなるのが理由では ないかと推測されています。というのも、メラトニンには自然な眠りを誘う作用以外 にも、さまざまな病気の原因となる活性酸素を消す働きや、がん細胞の増殖を抑制する働きがあるといわれているからです。

では、そんな生活のなかで良質な睡眠を取るにはどうしたらいいのでしょうか？昼間に勤務の日は体内時計の調整が重要です。午前中にできるだけ太陽光を浴びる、起床から1時間以内に朝食を済ませるなど、体内時計がしっかり調整できるような生活を心がけてください。トリプトファンの含有量が多い食べ物を積極的にとるなど、食生活にも気をつかうべきです。

問題は、昼間に睡眠を取る夜勤の日です。この場合は睡眠時間の確保が最優先事項となります。睡眠のリズムが崩れると寝つきが悪くなるので、それをどうフォローするかが重要です。遮光カーテンをしっかり閉めて太陽光を遮断する、音が気になるならば耳栓を使うなど、環境面にも配慮したいところです。

それでもなかなか眠れない場合には、睡眠薬や睡眠導入剤の使用も検討してみてください。ドラッグストアなどで購入できる市販薬よりも、専門医が処方する薬の服用をおすすめします。ホルモン作動薬という依存性が少ない薬も開発されています。

085

# 帰りの電車では居眠りしない

電車で座っていると眠くなるのは、耳の奥にある前庭器官が感じる「前庭感覚」が影響しているといわれています。前庭感覚には重力やスピードなどから頭の傾きや身体の揺れを感知する作用があり、上行性網様体賦活系《じょうこうせいもうようたいふかっけい》と呼ばれる脳の神経系統に刺激を与えるのが特徴です。身体が大きく揺れると上行性網様体賦活系に強い刺激を与えて脳を目覚めさせる一方、小刻みな揺れだと与える刺激が弱くなり、脳の目覚めをうながしません。電車に乗っているときに感じる揺れはリズミカルで小さいもの（後者）ですので、上行性網様体賦活系の働きが弱まり、眠気を感じるようになるのです。

２０１５年に東京工業大学の伊能教夫《いのうのりお》教授が発表した研究結果によると、周波数が１ヘルツの揺れ方になる区間で、とりわけ眠気をもよおしやすくなることがわかったといいます。これはだいたい1秒間に1回の揺れに相当しますので、それこそ、ゆりかごにすっぽりと収まっているような感覚になるのかもしれません。だから、周囲の雑音などおかまいなしに電車のなかで眠ることができるのでしょう。

ただし、いかに心地いいからといって、眠るために躍起になったり、座ったら即座に目を閉じて眠る態勢に入ったりすることは推奨できません。もしもそれが仕事帰りの電車であれば、本来寝るべき時間帯に眠気が訪れなくなってしまうからです。コロナ禍以降、テレワーク主体になる人が増え、会社に出勤する人（回数やペース）は減ったと思いますが、それでも一定数の人はいまだに朝晩は電車に揺られる生活を送っているはず。行きはともかく、帰りの電車は居眠りを我慢しましょう。むしろ、最初から座らないようにしたほうがいいかもしれません。

086

# 睡眠習慣の改善で「ブルーマンデー」が変わる

ちょっと前から「サザエさん症候群」という言葉を耳にするようになりました。日曜日の夕方に『サザエさん』のエンディング曲を聴いて、「ああ、また憂鬱な月曜日がはじまるんだ」と、暗い気分になる現象です。

これは世界的にも共通する心理のようで、月曜日の憂鬱は「ブルーマンデー」と呼ばれています。

その原因は、**月曜日が悪いのではなく、週末の夜更かしや寝坊による生活リズムの乱れから生じている**と思われます。

平日の寝不足を週末に取り戻そうとして行う寝だめはあまり効果がありません。むしろ生活のリズムが乱れ、睡眠の質はますます低下します。

また、長時間眠ると、脳の血管が拡張するだけではなく、筋肉も弛緩してしまうので血流が正常ではなくなり、身体全体への酸素やそのほかの栄養素の供給が乱れます。こうした状況が身体への負担となり、むしろ疲労を蓄積させてだるさや倦怠感を引き起こすのです。

土日も、基本的には平日と同じ時間に寝て、同じ時間に起きるのが望ましいでしょう。多少多めに寝るとしても、就寝時間は変えずに、1〜2時間程度にとどめてください。

087

# 「眠気」はこうすればコントロールできる

**深部体温の変動を自分でうまくコントロールすることで、生活リズムの立て直しが可能です。**

これまでにも解説してきたように、深部体温は睡眠ホルモンであるメラトニンの働きなどによって、朝から昼間にかけて上昇し、エネルギッシュに活動している日中は高い状態を維持。夕方以降になると少しずつ下がっていって、就寝時にもっとも低くなるという、決まったリズムで変動しています。

眠気も深部体温が低下するにつれて訪れるわけですが、この変動にはある特徴があります。それは、**「深部体温が下がる直前にいったん上げると、そのぶん深く下がっていく」**というもの。急なカーブを描いて深部体温が下がっていくため、通常よりも強い眠気が訪れて深く眠れるのです。

この特性を活用して、眠りたい時間の1時間半~2時間前に軽い運動などで深部体温を上げておけば、リズムが狂った状態でも格段に寝つきがよくなります。この特性さえ覚えておけば、なかなか眠気がこなさそうな日でも、スッと深い眠りに落ちることができるでしょう。

しかし、深部体温を上げるために、就寝前の身体に強い負荷をかけてしまっては逆効果。寝る予定の1時間半~2時間前に、3分から5分程度の軽いストレッチをするだけで十分です。

ストレッチ以外では、入浴時間の調整によっても同様の効果が見込めます。ストレッチの場合と同様に、眠りたい1時間半~2時間前にシャワーではなく、しっかり湯船につかってください。これならば、深部体温をジワッと上げることができます。

熱いお風呂が好きな人は、眠りたい時間の2時間前。ぬるめのお湯にゆっくりつかるのが好きな人は、1時間半前というのがおおむねの目安となります。

088

# 熟睡には、なにより体内時計を狂わせないこと

これまで何度か紹介してきましたが、生物にはサーカディアンリズム（概日リズム）と呼ばれる体内時計が存在します。わたしたち人間のサーカディアンリズムは、24時間よりやや長いことが知られています。**自律神経の働き、体温の変化、ホルモンの分泌なども、このリズムに基づいたものです。**

この地球の自転周期よりやや長い周期を、リセットして調整してくれるのが太陽の光。ただし、リセットできないと就寝時刻が後ろにズレていきます。ついやってしまう、「寝る前スマホ」などが、サーカディアンリズムを狂わせているのです。乱れが悪化すると睡眠相後退症候群となり、朝起きるのが困難になることもあります。

サーカディアンリズムと身体の働き

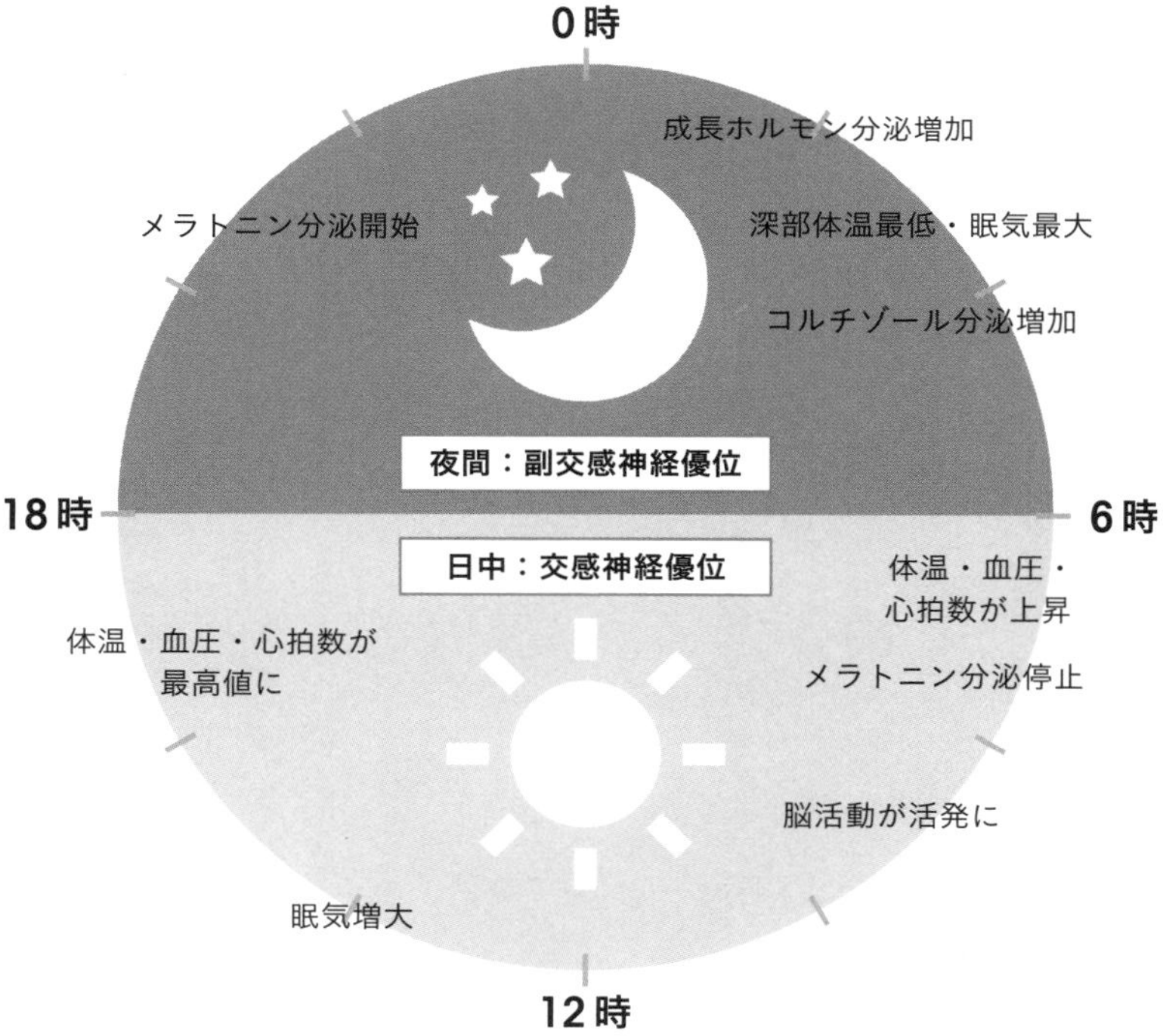

089

# 忙しくて睡眠不足の人は、最初のノンレム睡眠にとにかくこだわる

忙しくて睡眠時間がしっかり確保できないならば、睡眠の質を高めるしかありません。睡眠周期の最初に訪れるノンレム睡眠において、どれだけ深く眠れるかに全力を傾けるべきでしょう。

ノンレム睡眠には、眠りの深さによって3段階のステージがあります。そして、人がもっとも深い眠りにつきやすいのが、**眠った直後に入るノンレム睡眠**。ここで一気に、**最深部のステージ3まで達するような眠りにつくことができれば、短時間であっても質は保たれます。**逆にいえば、最初のノンレム睡眠が浅いステージで終わってしまうと、質の高い睡眠にはなり得ません。最初のノンレム睡眠が肝心なのです。

睡眠の質を少しでも高められるように、食事や睡眠環境の面も努力をしたいもの。枕やふとんなどの寝具も、自分に合ったものを選びましょう。

090

# 週末に寝過ぎると、時差ボケになる

週末の寝だめは、生活のリズムを狂わせるだけで、ソーシャル・ジェットラグ（社会的時差ボケ）を引き起こします。ただし、睡眠負債はある程度は返せます。

医学的には、平日と休日の睡眠時間を比較する際、それぞれの睡眠時間の中央値を調べ、その差を比較することでソーシャル・ジェットラグがわかります。平日、夜1時に眠って朝7時に起きたら、中央値の時間は4時。休日、夜2時に眠って昼の12時に起きると7時となり、時差は7から4を引いた3時間です。こうして、平日の平均中央値と休日の平均中央値を比較することで、1週間の時差が見えてきます。

一般的には、この時差が2時間以内ならば睡眠不足の許容範囲で日常生活に大きな支障は出ません。しかし、2時間を超えていると、身体に時差ボケの負担がのしかかります。これこそが、休日明けのぼんやりした体調の原因です。

091

# 子どもの夜更かしは、学力低下に影響する

子どもがいる家庭で親の夜更かしは好ましいとはいえませんが、それよりもはるか前の早い時間帯に子どもが寝ているのなら問題ありません。しかし、親が夜更かしをすることにつられて子どもの就寝時刻までもが遅くなっていると問題です。次の日に通学がある場合、起床時刻は動かせませんから、トータルの睡眠時間がどうしても短くなってしまいます。**子どもの睡眠不足は健やかな成長の妨げになったり、学力の低下をまねいたりするので、十分に注意が必要です。**

２００５年に広島県の教育委員会が小学5年生を対象に行った調査によれば、平均睡眠時間が7〜10時間未満の児童に比べ、7時間未満ならびに10時間以上の児童は、テストの平均点が悪いという結果が出たそうです。この調査から見えるのは、7〜10

時間が（小学5年生の子どもにとって）理想的な長さであることです。長さだけでなく就寝する時刻も重要で、夜更かしをする子どもよりも早寝早起きをする子どものほうが、偏差値が高くなる傾向にあるという報告もあります。

また、記憶力にかかわる海馬《かいば》という脳の器官の体積が、子どもの睡眠時間と比例するというデータも出ています。よく寝る子どもに比べ、睡眠が足りていない子どもは海馬の体積が小さいのです。海馬の体積は処理能力と比例するので、徐々に記憶力に差が出てきてしまい、学力にも影響を及ぼします。

さらに睡眠不足の子どもは、落ち着きがなかったり、おねしょが治らなかったりする傾向にもあります。

両親が共働きで、子どもの面倒を見ている時間を満足に確保できない家庭もあるでしょう。仕事から帰ってきて夕飯をつくり、夕飯を食べ、子どもと一緒に遊んでいたら、どうしても遅い時間になってしまうと思います。でも、遅くとも20～21時には寝かしつけるようにしてください。

092

# 「睡眠禁止帯」には眠らない

人間の体内時計のリズムから見ると、通常の生活で、14時と夜中の2時あたりがもっとも眠くなる時間帯です。その波から逆算すると、**眠りにくい時間は、脳が活発に働く10時ごろからお昼近くまでと、18時から22時頃になります**。専門用語ではこれらの時間帯を「睡眠禁止帯」「覚醒維持帯」などと呼びます。この**時間帯に眠るのは好ましくありません**。

ただ、ドライバーや看護師など、夜勤がある仕事に就くと、睡眠禁止帯に眠くなり、短時間の仮眠を取る場合もあります。正確な技術と判断が要求される仕事の場合、ぼんやりしていては一大事となってしまうからです。

ちなみに、昼夜が完全に逆転している人がいますが、その生活が長く続くと、生活のリズムが完全に改変され、眠くなる時間帯が移動することがあります。

093

# 生理時に眠気を感じたら、積極的に睡眠を取る

生理、妊娠中は体温が通常よりも上がるため、眠気が発生しやすくなります。また、自律神経の乱れから夜に寝つけなくなり、日中眠気に襲われるということも。ある調査では、**約半数の女性が生理前から生理中にかけて普段より眠気を感じる**という結果も出ています。人によっては睡眠薬の服用時と同等レベルまで眠気を感じることもあるといわれており、仕事に支障が出る人もいるでしょう。

具体的な対策としては、普段と異なる眠気を感じたら積極的に睡眠を取るよう心がけるほか、ハーブティーやサプリメント、漢方、ＰＭＳ（月経前症候群）の諸症状を緩和する低用量ピルを服用する方法もあります。生理期間中の眠気対策に特化した市販薬も発売されています。毎月やってくるものだからこそ、しっかり対策をとりましょう。

094

# 長生きしたければ、眠り過ぎない

誰もが睡眠不足は健康に悪いと認識していることでしょう。しかし、眠り過ぎについての認識は不足しているようで、「寝れば寝るほど健康になる」と考えるのは大きな間違いです。

眠り過ぎてしまったとき、目が覚めると頭痛がして頭がクラクラする二日酔いのような状態になった経験はないでしょうか。これは「睡眠酩酊」とも呼ばれていて、時差ボケになったような状態です。起きた時間が昼になっていても、脳は起きた時間を朝と認識してしまうので、体内時計のリズムが狂って現れる症状です。頭痛だけでなく、長時間同じ姿勢でいるために血行不良になり、肩や背中のだるさを感じたり腰痛を起こしたりもします。

## 長時間睡眠も死亡リスク増加!?

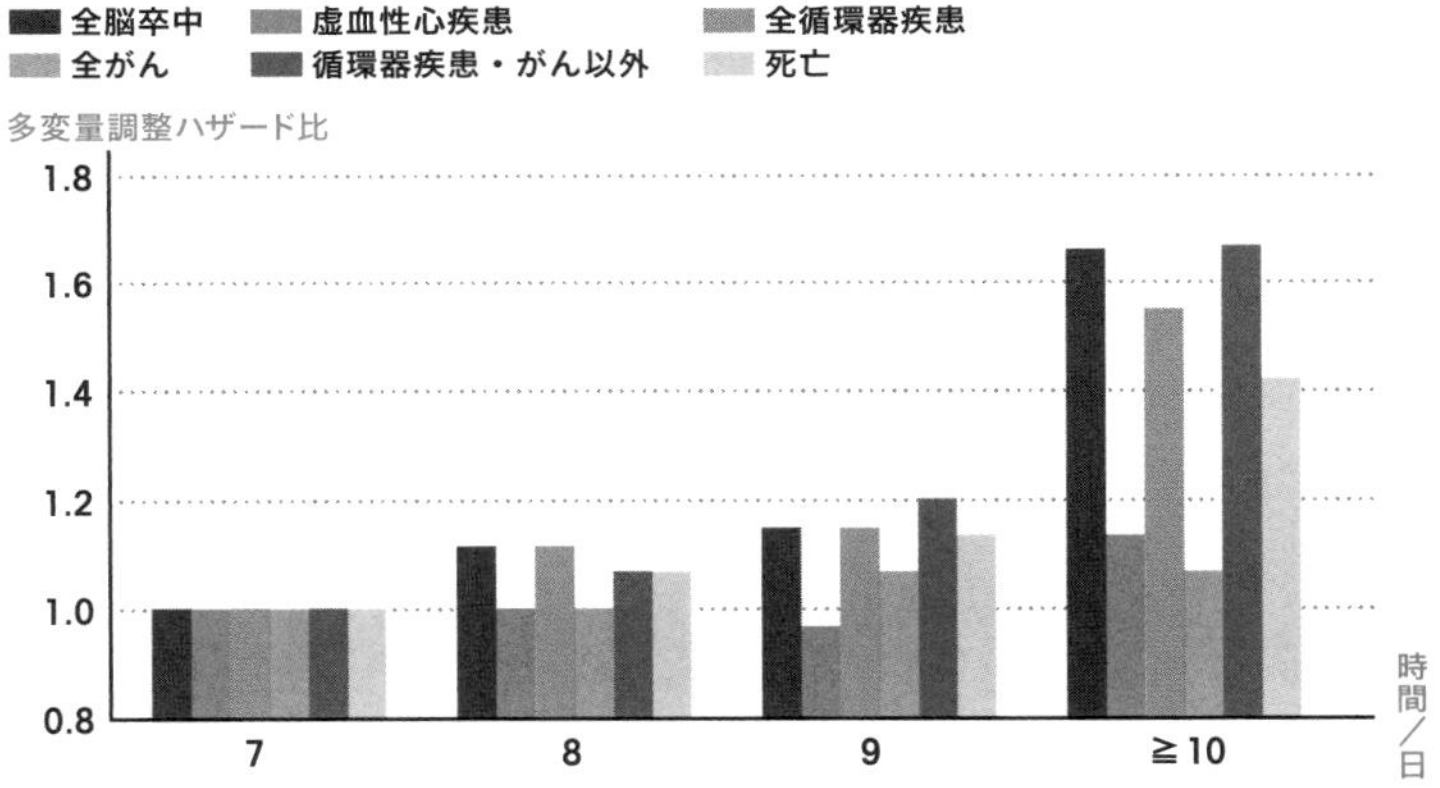


この調査は男女約 11 万人を約 15 年間追跡調査し、睡眠時間と循環器疾患及びその他の死亡との関連ついて調べたもの。上のグラフは、男性 41,489 人について 7 時間睡眠と長時間睡眠の死亡リスクを比較したもの。

出所：JACC ウェブサイト　池原賢代「睡眠時間と循環器疾患死亡」より改変

ちなみに、上のグラフは睡眠時間と死亡との関連を調べた研究です。睡眠時間が10時間以上の長時間睡眠では、**7時間の睡眠に比べて死亡リスクが増加**していることがわかります。男性は脳卒中で1・7倍、脳梗塞で1・6倍、循環器疾患で1・6倍になっています。なお、女性も脳卒中で1・7倍、脳梗塞で2・4倍、循環器疾患で1・5倍になっています。

長時間睡眠と死亡との直接の因果関係は不明ですが、眠り過ぎはよくないことは間違いありません。

095

# 睡眠不足は、抜け毛やEDも呼び寄せる

睡眠不足がダイレクトに抜け毛の原因になるとはいえませんが、まったく無関係というわけでもありません。

慢性的な睡眠不足は、身体に疲労を蓄積させます。身体が疲れていると、通常より筋肉が弛緩しやすくなり、舌根沈下をいざないます。舌根沈下が起こると気道が狭くなり、いびきをかきやすくなります。それを放っておくと睡眠時無呼吸症候群を引き起こす可能性を高めます。そして、**睡眠時無呼吸症候群になると、AGA（男性型脱毛症）が進行するリスクを高めます。**

ＡＧＡは命にかかわる病気ではないため、どうしても研究が後回しになり、睡眠時無呼吸症候群との因果関係はいまだはっきりと解明されていませんが、状況的にその

メカニズムを推測することはできます。

鍵を握っているのは、おそらく血行です。睡眠時無呼吸症候群になると体内に酸素が取り込まれにくくなり、血の巡りが悪くなります。すると、体内の細胞や組織の活性化が鈍るのと同時に、毛髪に十分な栄養素が届かなくなる。さらに、血行不良は男性ホルモンのバランスの乱れをもたらします。結果、髪の毛がどんどん弱っていき、最終的には抜けてしまうという図式が考えられるのです。

また、男性にとっては非常に困ったことに、睡眠時無呼吸症候群の患者がED（勃起不全）になる確率が高いことが、医学的な研究によってあきらかになっています。こちらも原因は血行不良にあり。無呼吸からくる酸素不足が低酸素血症を引き起こし、EDの進行をうながしてしまうのです。しかも、一部のED治療薬を服用すると睡眠時無呼吸症候群の症状を悪化させてしまう可能性のある点がやっかいなところです。

096

# 自分の「クロノタイプ」を自覚しておく

睡眠タイプを「朝型」「夜型」と説明することがありますが、このことを「クロノタイプ」と呼びます。「朝活をはじめてみたら調子がいい」「家族が眠ってからの時間帯が一番集中できる」など、これまでの経験からなんとなく自分の傾向を理解している人も多いと思います。就寝しやすい時間帯や仕事がはかどる時間帯には個人差があるため、自身のクロノタイプを自覚することは、よい睡眠習慣を身につけるうえでも重要といえるでしょう。

このクロノタイプですが、基本的には遺伝で決まっているといわれています。ですので、「昼間眠いのは遺伝子のせい」というのも可能性としては十分にあり得ます。しかしながら、遺伝的に夜型だからと改善をあきらめる必要はありません。クロノタイプは外的要因によっても変わるため、ある程度、矯正していくことも可能なのです。

例えば、「年を取ると朝方になる」というのはよく知られた事象ですが、これも年齢という外的要因によってクロノタイプが変化した結果です。世間的に推奨されている朝型生活を送りたい場合は、午前中に自然光を浴びる時間が長いほど朝型に近づくことがわかっていますので、トライしてみましょう。逆に、夜更かしのし過ぎで就寝時間が日に日に遅くなっていけば、クロノタイプはどんどん夜型になっていくともいえます。日中のパフォーマンスに支障が出ないためにも、日頃から極端に生活リズムが乱れることのないよう、意識して取り組むことが重要です。

午前中に自然光を浴びる時間が長いほど朝型に近づくとお伝えしましたが、具体的には遮光カーテンを外したり、毎朝30分程度、テラス席でお茶を飲む時間を設けたりといった小さな試みの積み重ねで矯正が可能です。

また、夜間帯にできるだけ強い光を浴びないようにする工夫も効果的。そういった意味では、最近にわかに盛り上がってきているキャンプに行ってみるのもおすすめです。大自然のなかに身を置くことで、生活リズムをリセットすることが可能です。

097

# 睡眠の仕方で人間関係をポジティブチェンジできる

「働き方改革」の取り組みが頻繁に取りざたされている昨今ですが、すべてが政府の思惑どおりに進んでいないのが現実のようです。いまだに会社から長時間残業や時間外労働を強いられたり、上司からの理不尽な指示に苦しめられたりという話はよく聞きます。

そんな環境下で働いていたら、会社や上司に対する不満、イライラは自然に募っていき、肉体的にも精神的にもストレスが溜まり眠れなくなることもあるでしょう。

でも、そのイライラは傲慢な上司に対しての感情だけでなく、ほかの要因から生まれている可能性もあります。もしかしたら、**元々の睡眠不足がその思いをエスカレートさせているかもしれません。睡眠不足というと、どうしても体調面が不調の要因というようにイメージされがちですが、それと同等に精神面にも大きな影響を与えま**

す。睡眠時間が足りていない人は、不安や恐怖を感じやすくなり、怒りっぽくなることがあきらかになっています。

その原因は、脳内にある偏桃体《へんとうたい》という神経細胞の集まりが活性化することにあります。**人は睡眠不足になると、偏桃体の活性が強まり過ぎて、知らず知らずのうちに不安や恐怖といったマイナスの感情が湧き上がってきます。**1日の睡眠時間が4時間30分を切る生活が5日間続くと、偏桃体の動きが活発になり、嫌な記憶が脳内にとどまりやすくなることを示す研究報告もあるほど。つまり、しっかり寝ないとマイナス思考な人間への道をどんどん突き進むことになってしまうのです。

そうなると、仕事がスムーズにいかなかったり、ミスをしたり、上司から叱責されたりするのは、自分が原因になっている可能性も否定できなくなります。イライラしたとき、すべてを他人のせいにするのではなく、自分にも睡眠不足などの思い当たるフシがないかを考えてみましょう。毎日深夜までの残業仕事となると睡眠時間を確保することがそもそも難しいかもしれませんが、自分のためにも仕事のためにも、まずはしっかり寝ることです。

―098―

# 横になるだけでは睡眠効果なし

どうしても眠れないとき、部屋を暗くして「とりあえず横になる」という人がいます。せめて身体だけでも休めようという思いでしょうが、この行動はよくありません。**一定の休息効果はありますが、睡眠の効果はないからです。**問題なのは、人は暗い場所で目を閉じてじっとしていると、ネガティブな思考を巡らす傾向にあることです。不安や悩みを思い浮かべると、ストレスを感じて交感神経が優位になってしまうので、さらに眠れなくなります。また、寝なくてはいけないというプレッシャーがさらに悪循環を生むことも。

どうしても眠れないときは、思い切ってベッドから出て、心身に刺激を与えないよう穏やかに過ごしましょう。

睡眠時間が減った分は、翌日うまく調整するなどしてみてください。

099

# 睡眠障害は睡眠専門医か内科を受診

睡眠障害で通院する際ですが、睡眠専門医が近くの病院にいればベストですが、近くにいない場合は、内科を受診してください。睡眠障害に気分の落ち込みなどが関連している場合は心療内科、睡眠時無呼吸症候群など呼吸に関連する不眠であれば呼吸器内科、耳鼻咽喉科です。

コロナ禍をきっかけに、オンライン初診を原則解禁する動きが厚生労働省からアナウンスされており、これは新たな診療形態のひとつとして恒久的なものになりそうです。ビデオチャットを用いた初診受付の体制が整った睡眠専門医が見つかれば、上手く活用するのもいいでしょう（ただし、条件・制限があります）。

受診するタイミングとしては、睡眠にかんする不調が1カ月以上続いており、改善の工夫を行っても解消されない場合というのが目安。日常生活に著しく支障をきたしている場合は、1カ月を待たずに受診しましょう。

100

# 睡眠に効果がある サプリメントを活用するのも手

睡眠をサポートしてくれるサプリメントはたくさんあります。

イライラしやすく落ち着きがない人には、ＧＡＢＡやテアニンが配合されたものがおすすめです。ＧＡＢＡは不眠を改善する効果もあります。テアニンは緑茶に含まれる成分で、覚醒状態を保つための物質をブロックしてくれます。アルファ波の発現を活発化することが報告されており、リラックス効果も期待できます。

身体が熱くなって眠れない人には、血管拡張作用があり、深部体温を下げてくれるグリシン配合のサプリがいいでしょう。ちなみに、コラーゲンを構成する３分の１がグリシンです。

睡眠のリズムを整えたい人には、ビタミン$B_{12}$やラフマ葉エキス配合のサプリがいいとされています。

101

# 「バタンキュー」は脳の悲鳴の証

眠りにつくまでにかかる時間のことを「入眠潜時」といいます。この入眠潜時が異常に短かく、無自覚のうちに寝てしまう場合は考えものです。これは、睡眠負債がたまり過ぎで、脳が悲鳴を上げている状態。そのまま脳がシャットダウンしたようなイメージです。

寝入りがいいというのは健康的なイメージを持つ人もいますが、決して良質な睡眠を取っていることとイコールではないのです。特に、40代以上の人で「バタンキューで寝ている」という自覚がある場合は、要注意です。いますぐ生活習慣を見直してください。

夜にスマホを見ていたり、ゲームで遊んでいて突然眠ってしまう「寝落ち」も、良質な睡眠とはほど遠いです。

## あとがき

現代社会では、効率化の追求や人々の勤勉さから、睡眠時間を減らして仕事や勉強に取り組むのが美徳のような風潮があります。

しかし、2020年1月、国内で新型コロナウイルスの感染者が報告され、4月には全国で緊急事態宣言が発出。これにより、リモートワークが急速に拡大し、生活様式が大きく変わりました。満員電車での通勤・通学が不要となり、その分の時間を家族と過ごしたり、趣味に割り当てることができるようになりました。対人関係のストレスが軽減された人も多いでしょう。

ただ、その一方で、慢性的な運動不足、ブルーライト照射量の増加などにともなう深睡眠の減少、睡眠持続時間の短縮、睡眠相のずれなどが顕在化しています。

こうした問題は、年を重ねるほどに増強します。2020年における65歳以上高齢者は3617万人で、総人口の28.7%にあたります。高齢者社会であるわが国だからこそ、睡眠の大事さ、「睡眠ファースト」の大切さを今一度認識してほしい、そんな思いから本書を執筆しました。

よりよい睡眠を目指すことは、マイナスの状態をゼロに持って行くだけではありません。
「自分の本当の実力」に出会えるチャンスなのです。本書で紹介した「101のベスト」が、そのきっかけになれば幸いです。

白濱龍太郎

**白濱龍太郎**（しらはま・りゅうたろう）

睡眠、呼吸器内科、在宅医療の専門クリニック「RESM 新横浜」院長。筑波大学医学群学医学類卒業。東京医科歯科大学大学院統合呼吸器病学修了。東京共済病院、東京医科歯科大附属病院を経て 2013 年に「RESM 新横浜」を開設。

睡眠の質や無呼吸症候群などの睡眠にまつわる病気を適切に診断するために、最新の医療機器を導入し、日本睡眠学会認定施設として専門医療を提供している。

さらに「病気を予防し、健康で幸せな人生を送るために」との観点から、睡眠の重要性をわかりやすく丁寧に説き、患者が心から満足できる睡眠を取り戻すための治療、指導を行い、多くの患者から信頼を得ている。

また、経済産業省海外支援プロジェクトに参加し、インドネシアなどの医師たちへの睡眠時無呼吸症候群の教育、医療のシステム構築や国内の睡眠医療がまだ十分に行われていない地域への睡眠センターの設立・運営に関わるなど、治療以外でも睡眠医療の普及にも尽力している。

「ジョブチューン アノ職業のヒミツぶっちゃけます！」(TBS テレビ )、「林修の今でしょ！講座」( テレビ朝日 ) など、数多くのメディアに取り上げられる「睡眠」の分野で、いま最も注目されている医師の一人。

『病気を治したければ「睡眠」を変えなさい』『１万人を治療した睡眠の名医が教える　誰でも簡単にぐっすり眠れるようになる方法』『睡眠専門医が考案した いびきを自分で治す方法』( アスコム ) など、著作も多数。

ぐっすり眠れる×最高の目覚め×最強のパフォーマンスが1冊で手に入る

# 熟睡法ベスト101


発行日　2020年12月4日　第1刷

著者　白濱龍太郎

本書プロジェクトチーム
編集統括　柿内尚文
編集担当　中山景、多湖元毅
編集協力　岩川悟（合同会社スリップストリーム）、小林誠、岡田大、塩飽晴海、小松崎毅、篠原章公、清家茂樹（株式会社ESS）
装丁　鈴木大輔（ソウルデザイン）
本文デザイン・DTP　出渕諭史（cycledesign）
イラスト　マルヤマメイ（cycledesign）
カバー写真　lenets_tan - stock.adobe.com
校正　東京出版サービスセンター

営業統括　丸山敏生
営業推進　増尾友裕、藤野茉友、綱脇愛、大原桂子、桐山敦子、矢部愛、寺内未来子
販売促進　池田孝一郎、石井耕平、熊切絵理、菊山清佳、吉村寿美子、矢橋寛子、遠藤真知子、森田真紀、大村かおり、高垣真美、高垣知子
プロモーション　山田美恵、林屋成一郎
講演・マネジメント事業　斎藤和佳、志水公美

編集　小林英史、舘瑞恵、栗田亘、村上芳子、大住兼正、菊地貴広
メディア開発　池田剛、中村悟志、長野太介
総務　生越こずえ、名児耶美咲
管理部　八木宏之、早坂裕子、金井昭彦
マネジメント　坂下毅
発行人　高橋克佳

発行所　株式会社アスコム

〒105-0003
東京都港区西新橋2-23-1　3東洋海事ビル
編集部　TEL：03-5425-6627
営業部　TEL：03-5425-6626　FAX：03-5425-6770

印刷・製本　株式会社光邦




Printed in Japan ISBN 978-4-7762-1105-1